武当道门五行养生桩

刘理航　传授
岳　武　整理

人民体育出版社

图书在版编目（CIP）数据

武当道门五行养生桩 / 刘理航传授；岳武整理. --北京：人民体育出版社，2019（2023.11重印）

ISBN 978-7-5009-5593-1

Ⅰ.①武… Ⅱ.①刘… ②岳… Ⅲ.①道教—养生(中医) Ⅳ.①R212

中国版本图书馆CIP数据核字(2019)第122494号

*

人民体育出版社出版发行

北京新华印刷有限公司印刷

新 华 书 店 经 销

*

850×1168　32开本　7.75印张　169千字

2020年8月第1版　2023年11月第3次印刷

印数：5,001—7,000册

*

ISBN 978-7-5009-5593-1

定价：36.00元

社址：北京市东城区体育馆路8号（天坛公园东门）

电话：67151482（发行部）　　　邮编：100061

传真：67151483　　　　　　　邮购：67118491

网址：www.psphpress.com

（购买本社图书，如遇有缺损页可与邮购部联系）

前　言

　　"健康是1，事业、财富、婚姻、名利等都是后面的0，由1和0可以组成10、100等多种不同大小的值，成就人类与社会的和谐旋律。"著名免疫学专家、全国政协委员冯理达曾在2007年"首届健康健美长寿促进大会"上如此表述。她说："对于一个人而言，如果没有健康这个1，其他条件再多也只是0。没有健康就没有一切，所有的0都是健康1的外延和扩展。"有资料表明：健康与寿命的因素中，遗传因素仅占15%；社会因素占10%；医疗条件占8%；气候等占7%。所以说，要健康、健美、长寿，自身因素是第一要素。

　　时逢盛世，多数人们不再满足于对温饱的需求。提高生活质量，养护生命延续，首先要从关注健康做起。

　　看到城市里的大街小巷，车站码头，暮鼓晨钟之时，人们听着音乐，踏着节拍，扭腰弄姿的势闹景象，使我感受到了社会人群对健康生活的渴望。社会人群的自发活动，也彰显了人们对身体健康最原始的锻炼追求。

　　毕竟生命在于运动。失去必要的运动，生命将会日趋枯萎。如果真有上天，那么上天其实是有偏好的。美好的生活，不是人人都能够平等享用的，只有健康的人才能获取和享用。由此，倡导大家，不要忽视了身心健康。

道家讲求修身养性，修性养命，性命双修，可达臻境。说到底，生命在于科学地运动。中国道教文化中，丹士们对生命科学进行了上千年的缜密探索，形成了系统的东方生命科学理论。远有彭祖600岁的传说，近有武当龙门派第24代、百岁坤道李诚玉回春返童的见证，无不说明，健康有道，养生有法，长寿有门。

千百年来，囿于"三口不说、六耳不传道"。道功传人，三缄其口，闭而不谈。使看似简单的健身、养生、祛病、长寿妙方，始终没有得到广泛传承，仅为极少数所谓有缘人独占而秘而不宣。虽然有些内容是"纸糊的窗户"，可不"捅"是永远不会"破"的。自古到今，道功秘诀都是口传心授，不见文字。即使有写成的文字，多是用隐语和暗示，晦涩难懂，有人穷其毕生精力，不见法门，终生遗憾。

作为湖北省人民政府公布的武当非物质文化遗产"武当纯阳秘功"项目传承人，深刻感受到党和国家对非物质文化遗产的保护和重视。地方政府部门多次召集传承人座谈了解，解除顾虑，化解心结，挖掘整理，鼓励将平生所学、所知贡献给人类的健康事业。近几年来，开始整理当年学习笔记、梳理相关资料、回看逝去的声像、记录教学中的感悟，尝试整理"武当纯阳秘功"系列功理功法。

武当道门五行养生桩便是其中的一个养生上乘秘门小功法。我将其整理成文字、图谱和DVD演示，毫不保留地公诸于世，愿人们都能共享健康长寿之快乐，也算是自己对祖国建设、对后世做出的一点微不足道的贡献吧！更希望起到抛砖引玉的作用，发现挖掘更多、更深的养生秘宝。

避开晦涩的口诀和道理，其实武当道门五行养生桩功法简单易学，动作难度小，老少皆宜，适应群体广泛，值得推广。

武当道门五行养生桩是武当纯阳门第二十二代唯一传人、百岁道长刘理航所遗留的、延年益寿的保健功法，有较高的史学研究价值和医疗保健价值。2008年，我们曾受邀为国家体育总局健身气功管理中心的领导进行专项汇报表演，受到好评。2010年，我试着在《武当》杂志第3期登载了《图解武当五行养生桩》后，世界各地的爱好者纷纷来信、来电咨询，请求公开教学或函授教学，关注度非常高。

时隔5年，在先后出版了《武当九式养生吐纳法》《武当养生筋经八法》系列丛书后，我再度接到人民体育出版社的约稿通知，希望尽快执笔行文，成图刻盘，以满足广大健身养生研究者、爱好者对武当养生秘功的体验与释怀。于是，我放下包袱，轻装上阵，开始了这段整理武当道门五行养生桩的写作历程。

为了便于学习和理解，我们将该书分五个部分进行介绍。第一章主要是简述武当道门五行养生桩源流与传承、习练特色及其养生功效；第二章抄录了武当道门五行养生桩歌并简明释义；第三章详细介绍了五行养生桩养生机理；第四章重点介绍了基本技术的构成；第五章则重点介绍五行桩功的动作名称及动作图解等。

我希望以上内容的设计，能够全面系统地把武当道门五行养生桩这个功法介绍给大家，"道度有缘人"，相信能见此文字的，都是大慈大悲的有缘人，祖师庇佑。

目 录

第一章 武当道门五行养生桩概述

第一节 源流与传承

武当道门五行养生桩，列属武当道学专家、全真教龙门派第二十二代传人、武当纯阳门一代宗师、百岁道长刘理航所传承的正宗长寿养生功法之一。

受"六耳不传道""言祖不言师"等陈规陋习的影响，此功法传承与传播并不广泛，时至今日，仅限于武当纯阳门内的部分弟子能完整演练。

早年，武当纯阳门弟子汪兆辉在帮助刘理航道长整理《武当纯阳秘功》一书时，其中有部分内容介绍。他特别强调："五行桩还可作为纯阳拳术的基础功夫。以静功桩的形式进行练习。"

1997年，武当岳武在追随刘理航道长学习时，对武当道门五行养生桩这套武当道传的养生长寿功法进行了系统的整理和记录。

2007年，岳武接到通知，欲将武当道门五行养生桩作为大众健身气功上报到相关部门，但因思想保守者不支持将此千古绝学贡献出来而搁浅至今。

2009年，湖北省健身气功管理中心领导到武当山考察工作时，特邀岳武到武当山演艺大厅做了武当道门五行养生桩示范表演，得到了领导们的一致认可。

随后，武当岳武充分利用工作之余或节假日时间，陆续开展武当道门五行养生桩门内弟子的传承与教学。

2016年端午节期间，岳武受邀到山东省威海市对部分养生爱好者、政府管理人员进行武当道门五行养生桩及武当道总徐本善架太极拳规范培训。

2016年底，岳武在北京利用节假日和业余时间陆续进行了武当道门五行养生桩的传承活动。

2017年8月，北京市某事业单位特邀岳武到平谷碧海山庄为离退休老干部举行专题养生辅导。在老干部们的强烈要求下，同年9月岳武再次受邀为该单位干部职工辅导武当道门五行养生桩，受到了热烈欢迎。

如今20多年过去了，武当道门五行养生桩的传播范围逐渐扩大，受到了众多养生爱好者的喜爱。

第二节　习练特色

武当道门五行养生桩的特色在于运用后天八卦（坎、离、中、震、兑）之理，应对五行（金、木、水、火、土），通过特殊的肢体运动方式，作用于五脏（心、肝、脾、肺、肾），以静功桩、动功桩等形式进行练习，从而使身体得到综合性保健。

武当道门五行养生桩整体动作简单，易于学习，易于推广，而且对场地要求不高，方尺之内即可练习。

武当道门五行养生桩的动作有难易层次之分，有站、行分类之别，还有撑筋、吐纳、导引之方。

古籍记载："骨者肾所主、力者心所主、筋者肝所主、气者肺所主、肌肉者脾所主。"练好此功可以达到筋壮、骨壮、肌壮、气壮、力壮和精足、气充、神溢的独特效果。

第二章　五行桩歌释义

第一节　五行桩歌

"五行桩歌"由百岁道长刘理航生前传于武当岳武，并令其进行抄录熟记，希望武当山下的纯阳弟子了却他"还道武当"的心愿，适时在道门内外发扬光大。

当年，刘理航先师还拿出《武当纯阳秘功》（海南人民出版社）一书，并告诫此书理论皆为他生前所整理。包括"五行桩歌"在内的一系列纯阳门理论成果，在20世纪80年代初交由弟子汪兆辉在原湖北省武术协会主席、朱砂掌传人杨永老师的帮助下，完成了书稿，并由海南人民出版社出版发行。书中介绍的"五行桩"仅为部分内容。

现将《五行桩歌》转录如下：

坎（肾）水桩歌诀

趾抓臂起摇两腰，少商对待眉心照。
静心听息存三穴，神守内劲肾志高。

离（心）火桩歌诀

含胸拔背气沉丹，前掌劳宫汇中堂。

后应脊心会任督，久练悟得心力旺。

中（脾）土桩歌诀

中土桩法强，两掌分阴阳。
气血润大地，万物呈春象。

震（肝）木桩歌诀

单臂顶云指趾力，通肝咏脉益内劲。
仰视五指转头颈，静性欲动林木青。

兑（肺）金桩歌诀

兑肺静劲兮、练气势，
两掌腹下兮、左右执，
腰肩背法兮、龟沉垂，
气力贯达兮、凤凰翅。

第二节 五行桩歌释义

过去，信息不发达，道文化交流相对保守，有"道不传六耳"之说。通俗地说，就是三个人在一起，不谈论、不交流道学秘籍。

百岁道长刘理航是武当道学专家，昔日在口传秘授武当纯阳门系统功夫时，曾经告诉笔者，武当道学是一个庞大的汉文化体系，体现在武当道功传承方面，至少包括说、拳、功、械、技、理、法、诀、咒九个方面，递进式传授。下面简要介绍一下，递进式传授的方法。

所谓"传说不传拳"，就是仅向社会宏观介绍存在道学文化这回事，但不谈具体徒手实操修炼的方法，不公开教授纯阳拳架套路。

所谓"传拳不传功"，就是对社会或道门喜爱武当纯阳文化的一般追随者，择机适时传授部分拳架套路，但不全部教授纯阳道学功法。

所谓"传功不传械"，就是在学习纯阳拳架套路的学员中，择其品行好的学员，教授纯阳一些道学功法，提升内在功力。但不再普化式传授武当纯阳剑等器械。

以此方式，依次类推，"传械不传技""传技不传理""传理不传法""传法不传诀""传诀不传咒"，逐级缩小传承范围，最终得到系列真传的仅为个别或较小范围的弟子。刘理航先师生前教学时，常常对笔者说的一句话就是："弟子虽多，成全者很少。"这足以说明，纯阳门在刘理航先师所传授的一代弟子中，择人而教，技艺产生差异，实属正常。

由此，我们也不难理解，武当道门五行养生桩这套养生功法，社会稀有流传，刘理航先师门内亲传弟子也不一定全会练习。先师已驾鹤西去，纯阳门内弟子之间因传承技艺问题发生过一些争议。多年过去后，我们在教学过程中逐步认识到，当年先师在没有规范教材的前提下，在传承过程中，这个弟子学得多一点儿，那个弟子学得少一点儿；有基础的弟子动作规范一点儿，演示美观一点儿，没基础的弟子动作差一点儿，演示不标准等，总是存在这样或那样的差别，包括对武当道门五行养生桩及五行桩歌的认识也存有一些差异，个人认为也属正常。同门弟子之间相互交流，可以取长补短，甚至逐渐规范。

下面笔者仅就当年的学习和现今的体会，谈谈武当道门五行养生桩及五行桩歌的认识。

一、五行桩整体养生法则

武当道门五行养生桩顺应天象，理法自然，遵循人体之筋脉结构规律，以动中取静，修养身心，通达长寿健康之域为基准，洞玄延年神欢之境。

二、五行桩练养日常守则

1. 四季养生，当知五脏的练养重点

简单一点说，就是按季度、分重点进行训练。每个季度突出一个脏系的养护重点，其他脏系为辅助。比如，春季五行养生训练，就要在"震（肝）木桩"这一组练习上，加大训练量，但其他四组桩功训练，起到养护肝脏这一脏系的作用；那么，到了夏季，就要将训练重心转移到"离（心）火桩"上了。

2. 养病疗疾，当知"指诀"与"气诀"的对应与辩证

也就是说，以养病疗疾为追求的爱好者，一定要熟练把

握五个不同"指诀"的动作变化，同时要熟练把握五个不同"气诀"口型及发声气息的变化，二者之间互相对应，统一应用，最终实现养病疗疾的保健效果。

3. 益寿延年，当知动作的规格与演练的标准方法

既然老一辈身体力行，留下了这一宝贵的传统养生功法，并经历了千百年的传承，实践证明其养生效果明显，那么我们后人就要学会站在前辈的肩膀上，把动作规格和演练方法更加规范化和标准化，在学习与练习中分享老一辈给我们留下的维持健康的"红利"。

4. 体验交流，当知功法层次的划分与递阶

由于这套道门五行养生桩，初学时动作并不复杂，能够在短短几小时内学习掌握其动作要领，但是这套功法并没有想象的那么简单。总体从形式上分，可分为静步五行桩和动步五行桩；再细分，又可分为双步五行桩和独步五行桩。从训练内容上又可分为撑筋、吐纳和导引三种。如此往复，构成了一套看似一学就会，实则有层次与递阶之分的纷繁复杂的练养体系。

5. 传播推广，当知艺无止境，互相尊重与提高

正是因为武当道门五行养生桩这样的传统优秀功法稀有流传，所以，我们在学习后，才不能自以为是，孤芳自赏。要知道，一山更有一山高，虚怀若谷方可行稳致远。尤其是在传播推广过程中，不与旁人争长短，虚心听取合理化的意

见和建议，不求最好，力争更好。

三、五行桩歌分释

五行桩歌是为方便练习五行桩动作记忆而形成的口诀。朗朗上口，略带诗味，是民间文化生生不息传承的一种方式。现作简单释义，以助学习者理解。

1. 坎（肾）水桩歌诀

释义：练习坎（肾）水桩功时，要求双脚并立时，脚趾要用力抓地，脚心涵空，"涌泉穴"收紧；一只手臂放在腰间，另一只手臂抬起时，要拉伸腰肌，同时拇指上的"少商穴"与眉心（印堂穴）相照应。练习中小指用力带动腰部用力，神意内守，久练可提升肾的功能。（图2-1）

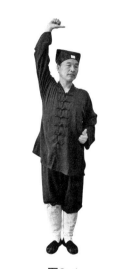

图2-1

2. 离（心）火桩歌诀

释义：练习离（心）火桩功时，要保持内家拳功的基本身形，做到含胸拔背，沉肩坠肘，配合呼吸，做到气沉下丹田，心窝部位收紧。手上的动作要求是身体前的手心（内劳宫穴）与面部（人中穴）相对应；肘尖与"膻中穴"相对应；身体后的掌背紧贴在腰背部（命门穴）。如此练习，中指用力，动作前后照应，可促进人体任督二脉自然循环，对心力提升大有裨益。（图2-2）

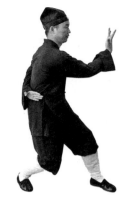

图2-2

3.中（脾）土桩歌诀

释义：练习中（脾）土桩功时，要双腿微屈，自然下蹲，两臂环抱，配合呼吸。两臂开合、身体蹲起与呼吸协调，即吸气时，环抱的双臂自然向身体两侧张开，同时身体微向上领，双腿微立，腹部放松；呼气时，环抱的双臂自然向身体中间收缩，同时身体微向下蹲，双腿微屈，腹部收紧，意想脾胃气血充和。在五行理论中，脾属土，道医认为，脾土是生命后天生化的源泉。练习时拇指用力，常练此功可增强调理脾胃自然运化之功能。（图2-3）

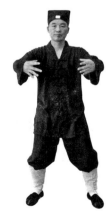

图2-3

4. 震（肝）木桩歌诀

释义：练习震（肝）木桩功时，要双脚自然开立，身体侧转，一只脚全脚掌落地，脚心涵空，大脚趾头（大敦穴）要用力抓地，"涌泉穴"收紧；另一只脚的大脚趾头（大敦穴）点地，同时一只手臂上举，食指用力向上伸出，力达食指指尖；另一只手放在腰间，食指用力翘起。先仰头瞪眼看上举之手，然后头向另一方向转动，向远方眺望，同时闭气。内劲贯穿，保持动作静止。长期练习，有益于肝胆养护（图2-4）

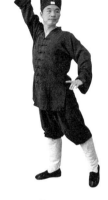

图2-4

5. 兑（肺）金桩歌诀

释义：练习兑（肺）金桩功时，要双脚自然开立，双腿微屈，两脚跟抬起，两掌从腹下向前推出，手心朝前，无名指用力，两肩松沉，两肘下坠并且肘尖内扣，气力贯达于两臂，似凤凰展翅；涵胸，背部撑圆，如龟背沉垂。长期练习能够扩大肺活量，增强肺部功能，预防肺部疾病。（图2-5）

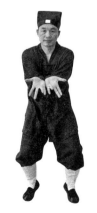

图2-5

11

第三章　五行养生桩
养生机理浅探

我们知道，人与动物的最大区别在于人不仅具有自然属性，而且还具有社会属性。人有自己的思维，还有一双能够灵活运用的双手。传统五行学说认为，手为五行所化生，所以兼具天地之灵性，蕴藏天地造化之机敏。

因为五指为五行所化，为五脏之端，表现为五志之态。所以在道医领域和养生中有广泛的探讨与应用。武当道门五行养生桩就是最具代表性的一种功法，从五指对应五行元素，对应人体五脏，对应卦象四季方位，对应五音吐纳等方面，形成了五行指诀、五行气诀、五行撑筋及导引等不同的练习方法，刺激或调理五脏，从而达到养生健体，修身养性的目的。现仅就武当道门五行养生桩系列功法中的五行指诀、五行气诀所对应的养生关系进行探讨。

第一节　五行指诀的对应养生关系

中医经络等学说普遍认为按五行理论划分，拇指属土，土为大地，为坤卦，坤为母，所以叫拇指；食指属肝木，木为春，春主生，所以食指为春主动；中指主心火，火为夏，夏主长，夏日最长，所以中指最长；无名指属肺金，金为秋，秋主收，春秋日相等，所以食指与无名指一般等长；小指属肾水，水为冬，冬主藏，冬日最短，所以小指最短。

"五行指"是运用人手的五指（拇指、食指、中指、无名指、小指）对应五行元素（金、木、水、火、土）所列属性，采取特殊的运动形式，促进提升人体五脏（心、肝、脾、肺、肾）功能的一种系统方法。古时将每一种具体的指导方法，简称为"诀"。所以"五行指诀"就是按五行理论中的金、木、水、火、土来命名的指诀。分为金行指诀、木行指诀、水行指诀、火行指诀、土行指诀。武当道门五行养生桩系列功法中，就有五行指诀的练功方法及与身体协调配合的练功方法。

一、五行指诀与五行、五脏的对应关系

①土行指诀，即拇指诀。拇指在五行中属土，主脾胃，主意，为勾陈。

②木行指诀，即食指诀。食指在五行中属木，主肝（解毒）与胆（消脂），主魂，为青龙。

③火行指诀，即中指诀。中指在五行中属火，主心（供血）与小肠（吸收），主灵，为朱雀。

④金行指诀，即无名指诀。无名指在五行中属金，主肺（换气）与大肠（排泄），主魄，为白虎。

⑤水行指诀，即小指诀。小指在五行中属水，主肾（滤

毒）与膀胱（排泄），主志，为玄武。

二、五行指诀与卦象四季方位的对应关系

①土行指诀有辅助调和脾胃的作用。卦象四季方位属于居中之位，可作用于四季，暗喻一年四季均可练习土行指诀。

②木行指诀有护利肝胆的作用。卦象四季方位属于东方之位，作用于春季，暗喻春季可以多练习木行指诀。

③火行指诀有保护心脏的作用。卦象四季方位属于南方之位，作用于夏季，暗喻夏季可以多练火行指诀。

④金行指诀有梳理肺肠的作用。卦象四季方位属于西方之位，作用于秋季，暗喻秋季可以多练习金行指诀。

⑤水行指诀具有补益肾志的作用。卦象四季方位属于北方之位，作用于冬季，暗喻冬季可以多练习水行指诀。

三、五行相生相克的基本关系

五行学说认为，世间万物均有五行属性。五行指的是金、木、水、火、土五种元素。天地万物的相生与相克，对人类产生着不同的影响。

五行相生是指五行之间相互滋生、相互促进的关系。其规律为木生火，火生土，土生金，金生水，水生木。隋萧吉在《五行大义·论相生》中解释说："木生火者，木性温暖，火伏其中，钻灼而出，故木生火；火生土者，火热故能焚木，木焚而成灰，灰即土也，故火生土；土生金者，金居

石依山，津润而生，聚土成山，山必长石，故土生金；金生水者，少阴之气，润燥流津，销金亦为水，所以山石而从润，故金生水；水生木者，因水润而能生，故水生木也。"五行相生亦有取象类比之意，泛指事物运动变化中的相互关系。

五行相克是指事物的相互克制、制约或抑制的关系，如木克土，土克水，水克火，火克金，金克木。五行在道医理论中是指构成天地万物的五种基本物质，用以说明世界万物的起源和世界是物质多样性的统一体。五行中每一"行"都有"克我"和"我克"的关系。

五行之间，除了正常的生克关系，还常会发生相乘、相侮的异常现象。所谓"相乘"，即按五行相克次序的克制太过，有乘虚侵袭的意思；所谓"相侮"，指与相克次序相反的克制异常，有恃强凌弱的意思。比如，木气溢金，金不能制木，那么，木气就会去乘土，而反过来还会侮金；反之，木气不足，则金来乘木，土反侮木。

可见，五行的生克，要求恰如其分，既要防不足，又要防太过，道医讲的"辨证，就"辨"在这里。

根据上述理念，古代养生与实践结合，阐述五行与个体内外环境之间的关系，指导人们进行自我养生和保健。比如，肝属木，怒伤肝，以悲胜之，以恐解之。因为，怒则气盛，气盛则肝举叶张；悲系于肺而属金，金能制木；恐系于肾而属水，水生木。就体内环境而言，其他属性可类推。就体外环境而言，春天保健之要，在于保肝，严防风邪侵袭。所谓"春捂"，就是这个道理。其他可类推。

武当道门五行养生桩系列功法正是以后天八卦五行之理，对应四时之气所进行练习的功法。运用五桩、五势、五行指诀、五行气诀来导引五行，运动五脏，形于外而修于内，在练习中意引气行，调和阴阳，达到扶正祛邪，养生延年的目的。

第二节　五行气诀的对应养生关系

武当道门五行养生桩系列功法练习中，还有五行气诀的练功方法及与身体协调配合的练功方法。

五行气诀属于武当道门吐纳类功法的一种行气方法。

中国道教茅山派代表人物之一、历史上著名的道医学家陶弘景在其所著的《养性延命录》中最早运用"吐纳"这一专有名词。《养性延命录·服气疗病篇》中记载："纳气有一，吐气有六。纳气一者，谓吸也；吐气六者，谓吹、呼、唏、呵、嘘、呬，皆出气也。……委曲治病。吹以去热，呼以去风，唏以去烦，呵以下气，嘘以散寒，呬以解极。"他还指出："心脏病者，体有冷热，吹呼二气出之；肺脏病者，胸膈胀满，嘘气出之；脾脏病者，体上游风习习，身痒痛闷，唏气出之；肝脏病者，眼疼愁忧不乐，呵气出之。"这便形成了后世所称道的吐纳养生"六字诀"。

在道内外的养生祛病实践中，一代代探索者对吐纳方法有新的认知。比如，"纳气"不再如先贤陶弘景所言"纳气有一"，而是多种。类如唐代吕祖洞宾所遗留的"纯阳大功"有"口吸响哨"长吸气的纳气方法；有短"啜气"而下咽的纳气方法等。在今天的武当吕祖纯阳门武功养生传承中，关于纳气也有很多的探究。对呼吸过程中纳气时间的长短、快慢、气息保有量的多少、气流的强弱等都有了系统的传承与发展（相关内容可见拙著《武当九式吐纳养生法》）。先贤陶弘景所言吐气方法在唐代吕祖洞宾所遗留的五行桩养生法中，进行了另类阐述，在千百年的传承中，老一辈道长不断体验总结，认为"五行气诀"与"五行桩功"是珠连璧合，完美相融，相辅相成，相得益彰的。而"五行气诀"的吐气方法正是民间流传"六字诀"中对应五脏服气疗病的五种吐气方法，即"吹""呼""呵""嘘""嘶"。而"唏"（后世也有作"嘻"）字气诀，在武当道门五行养生桩行气功法练习中作为整理动作或按掌平气时使用。这也是武当吕祖纯阳门传承中的不同之处，特别在当今社会，具有很高的研究价值。

一、五行气诀与五脏的对应关系

清代江慎修所著的《河洛精蕴》中记载："人之言出于喉，掉于舌，触击于牙、齿、唇，以应五行。喉音为土，舌音为火，牙音为木，齿音为金，唇音为水。"经深入分析研究发现，呼（hū）字正好为喉音，五行属土，对应脾；呵（hē）字正好为舌音，五行属火，对应心；嘘、嘻为牙音，五行属木，对应肝、胆；吹（chuī）字正好为唇音，五行属水，对应肾。嘶（sī）字则正好为齿音，五行属金，对应肺。这些，恰恰形成了五行、五音、五脏的对应关系，符合传统中医理论。

自古相传的五行气诀，濡养五脏，配合练功中的整理动作（按掌平气），所发出的气息，共为六字，民间有专门练习吐纳字诀的方法，俗称"六字气诀"。六字都为清音平声。

五行桩功中的"五行气诀"和"吐纳气诀"，与民间传承的"六字气诀"并不矛盾。

在运用方法上，五行气诀配合有五行桩式的动作，而在纳气时仅有口型和气法，但不发声。

二、五行气诀的功法应用

在练习武当道门五行养生桩时，不同的桩法配合有不同的行气方法。

练习"坎桩肾（水）功"时，配合肢体动作，鼻吸口呼，发"吹"字声的口型吐气。

练习"离桩心（火）功"时，配合肢体动作，鼻吸口呼，发"呵"字声的口型吐气。

练习"中桩脾（土）功"时，配合肢体动作，鼻吸口呼，发"呼"字声的口型吐气。

练习"震桩肝（木）功"时，配合肢体动作，鼻吸口呼，发"嘘"字声的口型吐气。

练习"兑桩肺（金）功"时，配合肢体动作，鼻吸口呼，发"呬"字声的口型吐气。

另外，练功中的整理动作（按掌平气）吐纳气诀，配合肢体动作，鼻吸口呼，发"嘻"字声的口型吐气。

　　以上五行（六字）行气的方法，即行气诀，构成了武当道门五行养生桩的行气功法。

　　至于五行撑筋与导引、活步走五行桩等不同的练习方式所对应的养生关系，都是围绕五行相生原理设定的养生练习方法，没有超出以上养生机理所探讨的范畴，不再赘述。

第四章　基本技术构成

第一节　五行指诀

一、七字歌诀

　　脾胃表里五行土，八卦坤艮拇指通。窍口体肉五色黄，华唇神意歌为声。志思变嗳味通甘，嗅香液涎通脾胃。

　　肝胆表里五行木，八卦震巽食指通。窍目体筋爪甲华，味酸色青志为怒。变卧液泪声为呼，神魂嗅臊肝胆通。

　　心和小肠相表里，八卦为离通中指。五行为火窍通舌，体脉滑面色为红。声笑志喜省苦通，嗅焦液汗变为厥。

　　肺和大肠为表里，八卦乾兑通环指。体皮窍鼻华为毛，色白神魄声为哭。智悲便咳胃通心，嗅腥液涕五行金。

　　肾和膀胱为表里，五行为水色通黑。八卦为坎通小指，皮骨窍耳华为发。五声为申味通咸，嗅腐五便为哆嗦。

　　五行指诀就是按五行理论中的金、木、水、火、土来命名的指诀。分为金行指诀、木行指诀、水行指诀、火行指诀、土行指诀。

二、五行指诀动作图解

为方便学习和记忆，我们按照拇指、食指、中指、无名指和小指的顺序分述如下：

1. 土行指诀

【指诀图解】

五指自然伸开，然后拇指向胸腹方向用力内翘，虎口最大限度地张开。（图4-1）

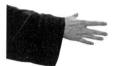

图4-1

【指诀应用】

土行指诀融合于"中桩脾（土）功"中进行练习。（图4-2）

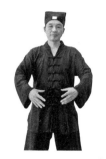

图4-2

2. 木行指诀

【指诀图解】

掌心向下，五指自然伸开，然后食指向手背上方用力上翘，与其他四指最大限度地形成张力。（图4-3）

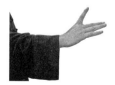

图4-3

【指诀应用】

木行指诀融合在"震桩肝（木）功"中进行练习。（图4-4）

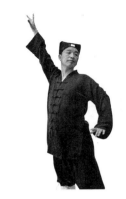

图4-4

3.火行指诀

【指诀图解】

掌心向上，五指自然伸开，中指向手心上方用力上翘，与其他四指最大限度地形成张力。（图4-5）

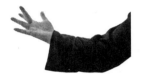

图4-5

【指诀应用】

火行指诀融合在"离桩心（火）功"中进行练习。（图4-6）

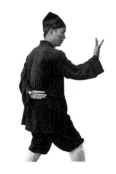

图4-6

4. 金行指诀

【指诀图解】

　　掌心向上，五指自然伸开，无名指向手心上方用力上翘，与其他四指最大限度地形成张力。（图4-7）

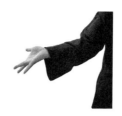

图4-7

【指诀应用】

　　金行指诀融合在"兑桩肺（金）功"中进行练习。（图4-8）

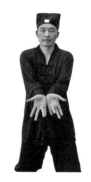

图4-8

5. 水行指诀

【指诀图解】

　　大拇指用力上翘，其他四指蜷握，小指用力。（图4-9）

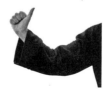

图4-9

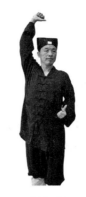

【指诀应用】

水行指诀融合在"坎桩肾（水）功"中进行练习。（图4-10）

图4-10

第二节　五行气诀

一、五行（六字）气诀对应表

六字	嘘	呵	呼	呬	吹	嘻（唏）
汉语拼音	xū	hē	hū	sī	chuī	xī
口型	嘴角紧缩后引，槽牙（即磨牙）上下平对，中留缝隙，槽牙与舌边有留空隙	舌体微上拱，舌边轻贴上槽牙	舌体下沉，口唇摄圆，正对咽喉	上下门牙对齐、放松，中留狭缝，舌顶下齿后	舌体和嘴角后引，槽牙相对，两唇向两侧拉开收紧，在前面形成狭隙	嘴角放松后引，槽牙上下平对轻轻咬合，整个口腔气息压扁

（续表）

六字	嘘	呵	呼	呬	吹	嘻（唏）
汉语拼音	xū	hē	hū	sī	chuī	xī
气息要点	从槽牙间、舌两边的空隙中经过，缓缓而出	从舌上与上腭之间缓缓而出	从喉出后，经口腔中部与摄圆的口唇缓缓而出	从齿间扁平送出	从喉出，经舌两边绕舌下，经唇间狭隙缓缓而出	从槽牙边的空隙中经过缓缓而出
五音	牙	舌	喉	齿	唇	牙
五行	木	火	土	金	水	木
脏腑	肝	心	脾	肺	肾	三焦（胆）

二、五行（六字）气诀作用

史料记载：五行（六字）气诀具有平衡五脏阴阳的保健养生作用。具体介绍如下：

1. 嘘字诀

嘘，读（xū）。嘘字诀可以对目疾、肝肿大、胸肋胀闷、食欲不振、两目干涩、头目眩晕等症的康复有一定的辅助作用。

2. 呵字诀

呵，读（hē）。呵字诀对心悸、心绞痛、失眠、健忘、盗汗、口舌糜烂、舌强语言塞等心经疾患的康复有一定的辅助作用。

3.呼字诀

呼，读（hū）。呼字诀对腹胀、腹泻、四肢疲乏、食欲不振、肌肉萎缩、皮肤水肿等脾经疾患的康复有一定的辅助作用。

4.呬字诀

呬，读（sī）。呬字诀对郁热、咳嗽等肺系疾病的康复有一定的辅助作用。

5.吹字诀

吹，读（chuī）。吹字诀对腰膝酸软、盗汗遗精、阳痿、早泄、子宫虚寒等肾经疾患的康复有一定的辅助作用。

6.嘻字诀

嘻，读（xī）。嘻字诀对由于三焦不畅通而引起的眩晕、耳鸣、喉痛、胸腹胀闷、小便不利等疾患的康复有一定的辅助作用。

第三节　行功整理

行功整理是练习武当道门所有养生功夫的必修基础内容。

行功整理主要内容包括功前运化（捧气贯顶）、功中调息（按掌平气）和功毕整理（金盆浴身）三组吐纳导引动作。

它们既有共同特点，又有直接的差别。简而言之，共同点是外形定势、肢体动作及运行路线相同；不同点主要是翻掌下按的速度、吐纳的方式以及内视（意识活动）有本质的差异。三者之间的异同需要练功者认真体会，仔细揣摩。

如果不懂得"行功整理"，练习，武当道门养生功就等于无始无终，还可能导致"气不归位，气机紊乱"而出现偏差，即社会上所谓"走火入魔"。不仅没有达到养生效果，反而贻害身体，后患无穷。

为了能使读者详细了解行功整理的主要内容，现详述如下：

一、 功前运化（捧气贯顶）

1. 抱圆守一

【动作图解】

①自然站立，全身放松，两手自然垂于身体两侧，头顶上悬，下颌微收，舌尖轻搭于上腭，背有上拔之意，使间尾中正，肛微提，腹微收；目光平视。（图4-11）

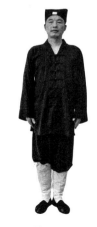

图4-11

②接上动作。双掌同时外旋，使掌心斜向前方，然后屈肘后拉到体侧，掌心向上，目视前方。（图4-12）

③接上动不停。两掌向内、向后、向身体两侧转腕拧臂成双掌相抱；随后右手变空心拳，左掌拇指通过右拳眼，扣按于右手心（劳宫穴）处，左手其他四指抱于右拳背之上成子午阴阳诀向小腹回搂至下丹田部（整个动作过程，用鼻吸气。）（图4-13）

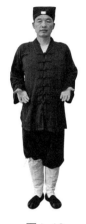　　　　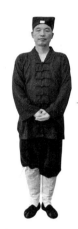

图4-12　　　　　　　　　　图4-13

④自然站立，全身放松，心平气和，目光内敛，手抱阴阳子午诀于小腹前；自然呼吸，意存下丹田入静片刻，或以60秒为度。

2. 捧气贯顶

【动作图解】

①接上式动作。左脚自然向左侧横开半步，两脚距离与

肩同宽或稍宽；两臂自体侧慢慢上抬，两掌心向上，两掌慢慢合于头顶上方，两掌心遥遥相对，用鼻子吸气，至此气吸满。（图4-14～图4-16）

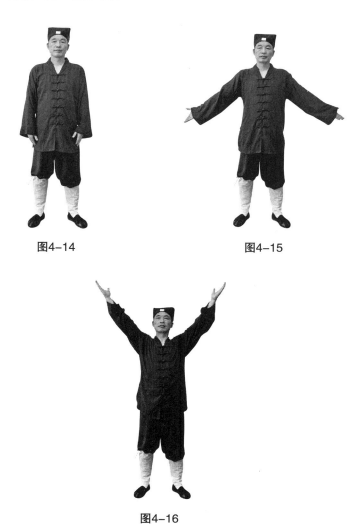

图4-14　　　　　　　　　　　　图4-15

图4-16

②接上动不停。用鼻子呼气；同时，两掌翻转下按至腹前，掌心向下。（图4-17～图4-19）。

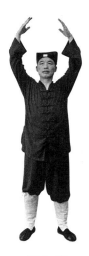

图4-17

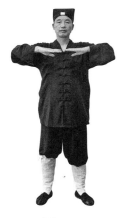

图4-18

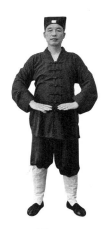

图4-19

③两掌慢慢下落于身
体两侧，掌心向内，呼气
结束。（图4-20）

如此重复3次。

3. 抱圆守一

【动作图解】

①上体不变，左脚收
于右脚内侧，双脚自然并
拢。（图4-21）

②自然站立，全身
放松，心平气和，目光内

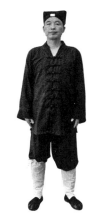

图4-20

敛，手抱阴阳子午诀于小腹前；自然呼吸，意存下丹田入静
片刻，或以30秒为度。（图4-22）

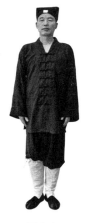

图4-21

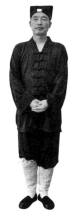

图4-22

【吐纳方法】

① "抱圆守一"属于每组动作功前、功后调息的动作。

吸气的同时环抱双手呈阴阳子午诀，自然放于小腹前。然后自然呼吸，意守下丹田（通俗说法是肚脐眼下一寸三的区位），以60秒钟为度。感受小腹部随呼吸一起一伏，也叫胎息动。一般养生爱好者学习时可不作深究，意到即可。

② "捧气贯顶"是一组全身心调理动作，共包含3种吐呐导引方法。

呼吸法：用鼻子吸气，双臂自体侧慢慢上抬，双掌心向上，再慢慢合于头顶上方，双手掌心遥遥相对，至此气吸满；然后用鼻子呼气，同时翻掌下按，掌心向下。双手慢慢下落，垂至体侧，呼气结束。如此重复3次。

意念法：要有一个意识假想。吸气时，双目微闭，意想内视，人的身体就像一瓶浑浊的水，呼气时，随着双手下按而意念自头顶下行，假想身体内污浊之水面也随意念下降下行，从双脚下的涌泉穴外泄；人体流空之处都变得非常洁静，无色透明。所有的病气、浊气都随意念水面下降而下行，通过涌泉穴外泄入地。

意识假借法：是一种养生有效的心理暗示方法。此方法操作得当，非常有助于身心健康。习练静坐功夫的人们自然明白其中的玄机。这里不一一赘述。

当然，如果习练者还没有导引基础，还不能控制自己的意识假借，作为一般性的养生锻炼，也可以只用肢体动作配合呼吸吐纳，而不用意识假借这种导引方法。

二、 功中调息（按掌平气）

1.抱圆守一

【动作图解】

同 "一、功前运化（捧气贯顶）中的1. 抱圆守一"。
（图4-23、图4-24）

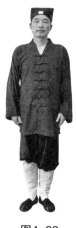

图4-23

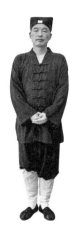

图4-24

2.按掌平气

【动作图解】

①接上式动作。左脚自然向左侧横开半步，两脚距离与肩同宽或稍宽；两臂自体侧慢慢上抬，两掌心向上，两掌慢

慢合于头顶上方，两掌心遥遥相对，用鼻子吸气，至此气吸满。（图4-25～图4-27）

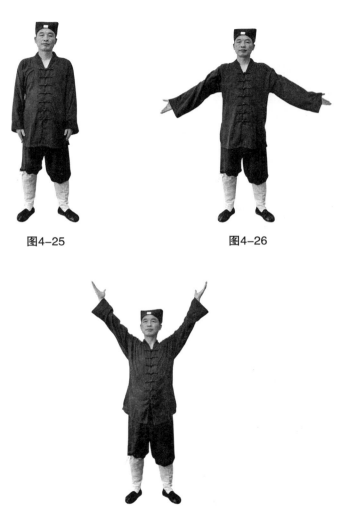

图4-25   图4-26

图4-27

②接上动不停。用鼻子呼气；同时，两掌翻掌下按，掌心向下；两掌慢慢下落至腹前，呼气结束。（图4-28～图4-31）

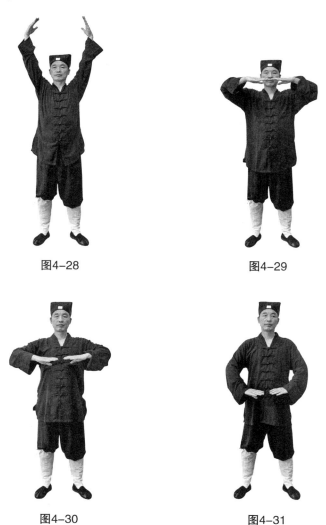

图4-28　　　　　　　　　　　　　图4-29

图4-30　　　　　　　　　　　　　图4-31

③接上动不停。双脚不动，两掌自然垂落于身体两侧。
（图4-32）

如此重复3次。

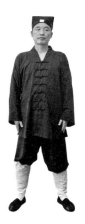

图4-32

3. 抱圆守一

【动作图解】

同"一、功前运化（捧气贯顶）中的3.抱圆守一"。（图
4-33、图4-34）

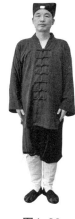
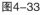
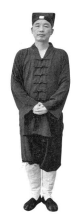

图4-33   图4-34

【吐纳方法】

①同"一、功前运化(捧气贯顶)中的吐纳方法"。

②"按掌平气"是一组全身心调理动作。

动作形似"一、功前运化(捧气贯顶)。"

但在运用意念过程中,在呼吸吐纳的方法上有差别。"按掌平气"讲究吸气时可意想胸腔扩张,充满氧气;呼气时可意想一股气流从印堂(上丹田)沿体前任脉线下行,至膻中(中丹田),再下行至气海穴(下丹田)。肺活量强的练习者,如果呼气气息较长,可随呼气将意念继续下行至涌泉穴。

三、 功毕整理（金盆浴身）

1.抱圆守一

【动作图解】

同"一、功前运化（捧气贯顶）中的1.抱圆守一"。（图4-35、图4-36）

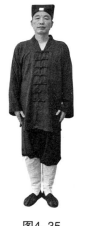

图4-35

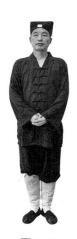

图4-36

2.金盆浴身

【动作图解】

①接上式动作。左脚自然向左侧横开半步，两脚距离与肩同宽或稍宽；两臂自体侧慢慢上抬，两掌心向上，两掌慢

慢合于头顶上方，两掌心遥遥相对，用鼻子吸气，至此气吸满。（图4-37～图4-39）

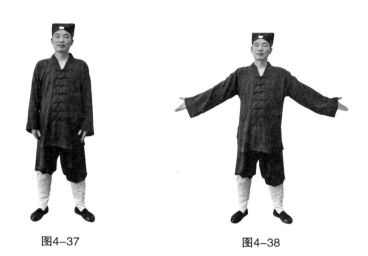

图4-37　　　　　　　　　　　　　　　图4-38

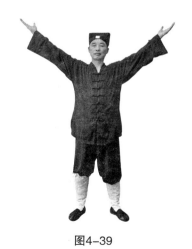

图4-39

②接上动不停。用鼻子呼气；同时，两掌翻掌下按，掌
心向下。两掌慢慢下落至腹前，呼气结束。（图4-40～图
4-42）

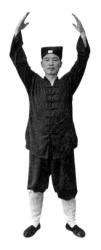

图4-40

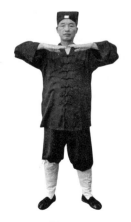

图4-41

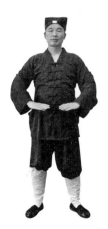

图4-42

③接上动不停。双脚不动，两掌自然放于身体两侧。（图4-43）如此重复3次。

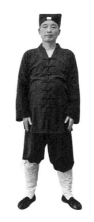

图4-43

3.抱圆守一

【动作图解】

同"一、功前运化（捧气贯顶）中的3.抱圆守一"。（图4-44、图4-45）

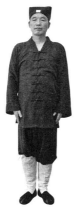

图4-44

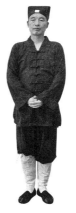

图4-45

【吐纳方法】

①同"一、功前运化（捧气贯顶）中的吐纳方法"。

②"金盆浴身"也是一组全身心调理动作。

一是呼吸法。吸气时，动作速度相对较缓慢；呼气时，动作速度相对较快。

二是意念法。也有一个意识假设。吸气时，双目微闭，意想内视，意想自己双手托起了一个金盆，盆里装满了洁净的金水，举过头顶后，翻盆从头上浇灌在人的身体上，意念随水流下行。意想把身体表面上所有的脏物、病气、浊气都冲洗掉了，身心俱佳。

"捧气贯顶""按掌平气""金盆浴身"三者之间的相同之处是外形动作相同，呼吸方式相同，都是采用"意识假借法"。

不同之处是"捧气贯顶"的"意识假借法"除包含"呼吸法""意念法"外，还要有一个意识假想，即"意识假借法"。三者的区别在于"捧气贯顶"采用的是慢、长、细、匀的吐纳法；"按掌平气"采用的是呼吸等长等速的吐纳法；"金盆浴身"采用的是慢吸快呼的吐纳法。

第四节　桩步与桩势规范

一、定步五行桩

1. 双步桩功

（1）并步桩

桩步：双脚并拢，自然站立，随后两腿夹紧，肛微提，腹微收。（图4-46）

桩势：拇指翘起，左手置于腰间，右手臂自右向上抬起至头顶时，身体上拔；同时，向体侧拉伸，小指用力，侧腰拉伸，双拇指相对，稍停，换左势，动作相同，唯方向相反。（图4-47）

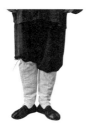

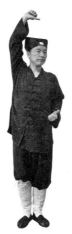

图4-46　　　　　　　　　　　图4-47

（2）五五开步桩

桩步：自然站立，左脚向左侧横开半步，两脚距离与肩同宽或稍宽；重心位于两腿之间，两腿微屈；双脚尖保持平行或微微外撇。以自然为度。（图4-48）

桩势：双手虎口相对，合抱于小腹上方，中脘穴前，拇指用力，其余四指相对，稍停。（图4-49）

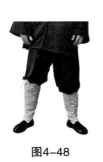

图4-48

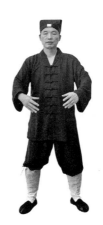

图4-49

（3）三七步桩

桩步：自然站立，左脚向左侧横开半步，两脚距离与肩同宽或稍宽；然后双脚不动，身体左转；同时，两腿屈膝后坐，重心右移；前（左腿）三分力，后（右腿）七分力支撑身体。左右势动作相同，唯方向相反。（图4-50、图4-51）

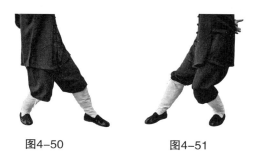

图4-50　　　　　　　　图4-51

　　桩势：双臂自然向两侧平举，然后身体左转，左手臂向左后贴腰部向右臀部方向穿，臂和背贴紧；同时，右手臂由右向左随身体左转而向左方旋臂裹肘，中指使力，使右手心（劳宫穴）对着口鼻部位（人中穴），肘尖对着心口部位（膻中穴），左手背置于后腰部位（命门穴），全身拧裹如被捆绑，形成麻花之力，稍停。左右势动作相同，唯方向相反。（图4-52、图4-53）

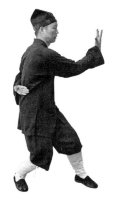

图4-52

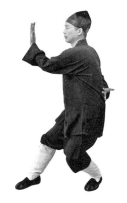

图4-53

（4）二八步桩

桩步：自然站立，左脚向左侧横开半步，两脚距离与肩同宽或稍宽；然后双脚不动，身体右转；同时，身体重心前移，右腿直立支撑，左腿伸直，左脚跟抬起，右脚大脚趾着力，左脚掌支撑。前（右腿）八分力支撑，后（左腿）二分力支撑，左右势动作相同，唯方向相反。（图4-54、图4-55）

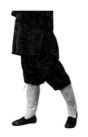　　　　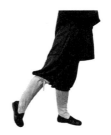

图4-54　　　　　　　　　　　图4-55

桩势：自然站立，左脚向左侧横开半步，两脚距离与肩同宽或稍宽；然后双脚不动，身体右转；同时，身体重心前移成二八步桩；双手自然成掌，以食指翘伸来领劲上提，先伸右臂，用力向上方攀伸，左手掌心向下，全掌用力下按撑，稍停。左右势动作相同，唯方向相反。（图4-56、图4-57）

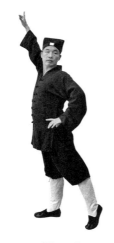

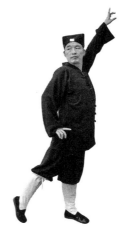

图4-56　　　　　　　　　　　图4-57

（5）双弹步（悬足跟）桩

　　桩步：自然站立，左脚向左侧横开半步，两脚距离与肩同宽或稍宽；然后双脚脚尖不动，两脚掌着地，两脚跟抬起离地；两膝自然弯曲。（图4-58、图4-58附图）

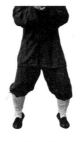

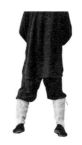

图4-58　　　　　　　　　　图4-58附图

桩势：两腿站双弹步
（悬足跟）桩；双臂膀向两
侧分开；然后由后向前自两
腰侧向正前方推伸，掌心向
前，双掌轮适当贴近，四指
向下，无名指用力上翘，稍
停。（图4-59）

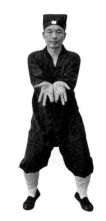

图4-59

2. 独步桩

（1）扣腿（委中穴）桩

桩步：自然站立，左腿提起，左小腿向右腿后绕，左脚
背扣在右膝腘窝（委中穴）处，左脚尖勾紧右膝腘窝，右腿
微屈。（图4-60、图4-60附图）

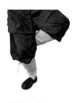

图4-60

图4-60附图

桩势：站左扣腿（委中穴）独立桩；拇指翘起，左手置于腰间，右手自右向上抬起至头顶时，身体上拔；同时，向体侧拉伸，小指用力，双拇指相对，稍停。左右势动作相同，唯手、腿方向相反。（图4-61、图4-61附图）

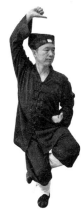 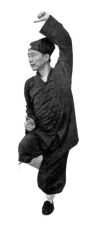

图4-61　　　　　　　　　　图4-61附图

（2）虚悬腿桩

桩步：左脚向左侧横开半步，两脚距离与肩同宽或稍宽；双脚不动，身体左转；同时，身体重心移至右腿，右腿微屈支撑，左腿伸直，左脚离地约5厘米，左脚脚尖内扣。（图4-62）

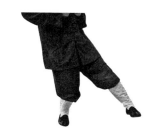

图4-62

换右虚悬腿桩势，动
作相同，唯左右脚不同。
（图4-63）

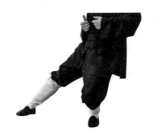

图4-63

　　桩势：站左虚悬腿桩，身体左转；同时，左手臂向左后
贴腰部向右臀部方向穿，臂和背贴紧；同时，右手臂由右向
左随身体左转而向左方旋臂裹肘，中指用力，使右手心（劳
宫穴）对着口鼻部位（人中穴），肘尖对着心口部位（膻中
穴），左手背置于后腰部位（命门穴），全身拧裹如被捆
绑，形成麻花之力，稍停。（图4-64）
　　换右虚悬腿桩势，动作相同，唯左右手和脚方向相反。
（图4-65）

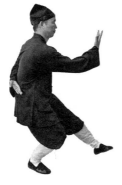

图4-64

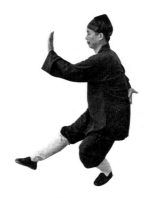

图4-65

（3）踩足平衡桩

桩步：自然站立，重心右移，右腿微屈；同时，左腿提起，左脚背绷直，左脚尖点压在右脚背上。（图4-66）

换右踩足平衡桩势，动作相同，唯左右脚方向相反。（图4-67）

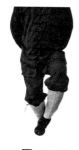

图4-66

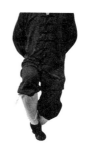

图4-67

桩势：站左踩足平衡桩；同时，双手虎口相对，合抱于小腹（中脘穴）前，拇指用力，其余四指相对，稍停。（图4-68）

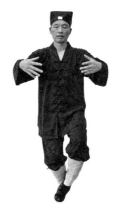

图4-68

换右踩足平衡桩势，动作相同，唯左右脚相反。（图4-69）

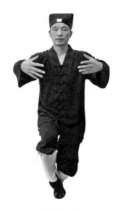

图4-69

（4）凤尾腿桩

桩步：左脚向左侧横开半步，两脚距离与肩同宽或稍宽；双脚不动，身体右转；同时，身体重心前移至右腿，右腿独立作支撑，左腿伸直，左脚离地约5厘米，左脚尖绷直。（图4-70）

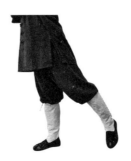

图4-70

换右凤尾腿桩势，动作相同，唯左右脚相反。（图4-71）

桩势：站左凤尾腿桩；双手自然成掌，以食指翘伸来领劲上提，先伸右臂，用力向上方攀伸，左手掌心向下，全掌用力下按撑，稍停。（图4-72）

换右凤尾腿桩势，动作相同，唯左右手、脚相反。（图4-73）

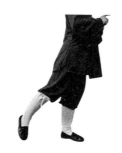

图4-71

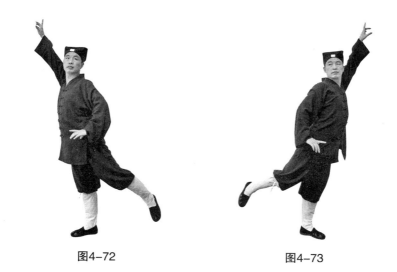

图4-72　　　　　　　　　　图4-73

（5）单盘独立桩

桩步：自然站立，随后重心右移，右腿微屈；同时，左腿提起，左脚背绷直，左脚踝外侧横压在右膝关节上方的大腿处。（图4-74）

换右单盘独立桩势，动作相同，唯左右脚方向相反。（图4-75）

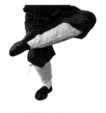 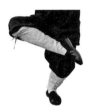

图4-74　　　　　　　　　　图4-75

桩势：站左单盘独立桩；双臂向两侧分开；然后由后向前，双掌自两腰侧向正前方推伸，掌心向前，双掌适当贴近，四指向下，无名指用力上翘，稍停。（图4-76）

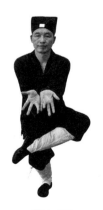

图4-76

换右单盘独立桩势，动作相同，唯左右脚相反。（图4-77）

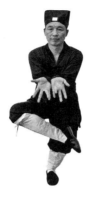

图4-77

二、行步五行桩

1. 走桩步

走桩步是行步五行桩的必经训练之路。

地面设置五个桩，练习者按要求在桩面上来回走转，将定步五行桩技法融入五行桩步之中。

通过步法摆与扣的不断调整变化，带动身体在五行桩上规律移动，达到左旋右转、落步沉稳、周身轻灵的运动状态，实现周身一气，浑然一体的养生意境。

基本练习方法可分为两个步骤：

一是根据身高情况，以自然迈开一步为两脚之间的距离，按照"东、西、南、北、中"五个方位，在地面上画上五个圆圈，构成地面上的"五行桩步图"；然后按照图4-78所标注的编号顺序，移步走转。走转的运动轨迹形成"∞"字型。

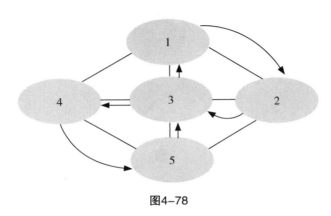

图4-78

如果按更高的标准练习，在不同的季节，起步上桩则有新的要求。

图4-78是按照上北、下南、左西、右东的方位画成"五行桩步"，1~5的桩步标号，则是按照春季起步走桩练习的。也就是右脚踏1号桩，左脚踏2号桩；然后左脚迈向3号桩，随后右脚迈向4号桩；依次左脚迈向5号桩，右脚迈向3号桩，左脚再迈向1号桩依次循环走转。

到夏季起步走桩时，以图4-78标注为例，则右脚踏2号桩，左脚踏5号桩；然后左脚迈向3号桩，右脚迈向1号桩；依次左脚迈向4号桩，右脚迈向3号桩，左脚再迈向2号桩，右脚再迈向5号桩依次循环走转。

到秋季起步走桩时，以图4-78标注为例，则右脚踏5号桩，左脚踏2号桩；然后左脚迈向3号桩依次循环走转。

到冬季起步走桩时，以图4-78标注为例，则右脚踏4号桩，左脚踏1号桩；然后左脚迈向3号桩依次循环走转。

以上走转的顺序明白之后，先练熟步法。按照"摆""扣"步法的要求，进行训练。熟练走步之后，再将"坎桩肾（水）功""离桩心（火）功""中桩脾（土）功""震桩肝（木）功""兑桩肺（金）功"的肢体动作配合起来，就形成了在地面上行走的五行桩功。

二是在地面动作娴熟的前提下，在地面上设置五个高约5～10厘米的木桩或者水泥桩，按照第一个步骤的练习方法离地上桩走转练习。刚开始走转时，稍不注意可能掉下地，坚持走转就会越来越好。

2.蹚桩

蹚桩是行步五行桩的高级阶段。练习时，不需要再画五行桩圆圈，随心所欲不逾矩。走转之圈在心中，行步则走五行桩步。（图4-79）

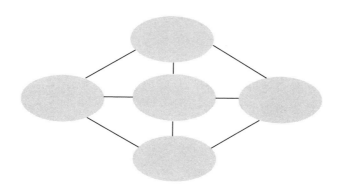

图4-79

第五章 五行桩功图解

第一节 双步五行桩功图解

一、动作名称

（一）双步五行桩功撑筋练法

1. 行功礼节（起功）

2. 功前运化（捧气贯顶）

3. 并步坎桩肾（水）功

4. 三七步离桩心（火）功

5. 五五步中桩脾（土）功

6. 二八步震桩肝（木）功

7. 双弹步兑桩肺（金）功

8. 功毕整理（金盆浴身）

9. 行功礼节（收功）

（二）双步五行桩功行气练法

1. 行功礼节（起功）
2. 功中调息（按掌平气）
3. 并步坎桩肾（水）功
4. 三七步离桩心（火）功
5. 五五步中桩脾（土）功
6. 二八步震桩肝（木）功
7. 双弹步兑桩肺（金）功

（三）双步五行桩功导引练法

1. 行功礼节（起功）
2. 功中调息（按掌平气）
3. 并步坎桩肾（水）功
4. 三七步离桩心（火）功
5. 五五步中桩脾（土）功
6. 二八步震桩肝（木）功
7. 双弹步兑桩肺（金）功

二、动作图解

（一）双步五行桩功撑筋练法

1. 行功礼节（起功）

【动作图解】

①自然站立，全身放松，头顶上悬，下颌微收，舌尖轻搭于上腭，背有上拔之意，使间尾中正，肛微提，腹微收，目光平视。（图5-1）

②接上动不停。双掌同时外旋，两臂屈肘后拉至两腰间，两掌心斜向上方。（图5-2）

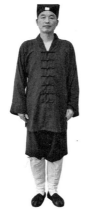

图5-1

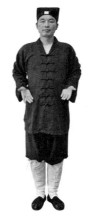

图5-2

③接上动不停。两肘外撑，两臂向两侧伸直。（图5-3）

④接上动不停。拧臂转腕，两掌向两侧平举，两掌心相对，两臂高与肩平。（图5-4）

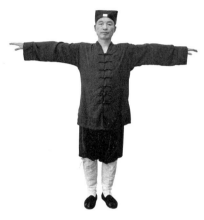

图5-3

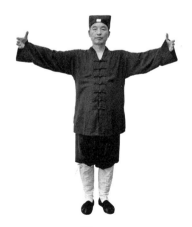

图5-4

⑤接上动不停。两臂外旋，直臂由侧平举向正前方相合，然后屈臂内收，双掌叠抱，随后，右手变空心拳，左掌拇指通过右拳眼，扣按于右手心（劳宫穴）处，左手其他四指抱于右拳面之上（男左手环抱于右手；女右手环抱左手。以下此手法皆同）成子午阴阳诀，亦即阴阳八卦手，目光内敛。（图5-5、图5-6）

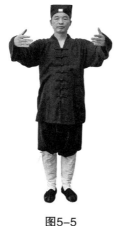
图5-5

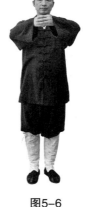
图5-6

⑥接上动不停。手臂动作不变，微向前方低头叩首成作揖朝拜势。（图5-7）

⑦接上动不停。抬头挺胸，双手抱拳自然回收于胸前。（图5-8）

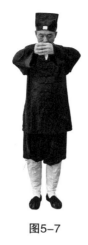

图5-7

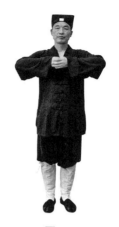

图5-8

⑧接上动不停。两手分开变掌，两掌心向下徐徐下按于小腹前，然后两掌向身体两侧分掌下垂成自然站立势。（图5-9、图5-10）

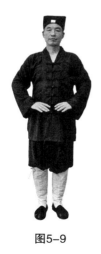

图5-9

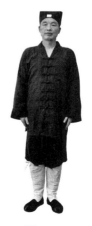

图5-10

【吐纳方法】

双手合抱时，要缓缓进行并配合长吸气，吸满后双手同时抱拳；此时胸宜挺，气宜满。接着一个短呼，同时配合低头颔首；此时胸宜含，气宜空。一吸一呼为一组；接着抬头挺胸，自然吸气，同时抱拳收于胸前，仿佛是胸前的膻中穴在吸气，将所抱拳吸回到胸前；此时胸宜挺，气宜满。这是一个短吸，接着一个长呼，所抱拳自然空松沿胸前正中线配合长呼气而下落至小腹前（下丹田）。

【练习提示】

一般以1次为度，作为功前的引子，对身体、思想、呼吸进行调整，也称"三调"。

【易犯错误】

①呼吸配合不当。呼吸时间的长短和速度把握不准确，容易出现憋气现象。

②吐纳的配合动作为4动，容易被做成2动。

③姿势配合不当。容易把"低头颔首"动作做成"低头弯腰"动作。

【纠正方法】

①分两组呼吸练习。先练习一长吸气一短呼的方法，适应后，再练习一短吸气一长呼气的吐纳方法，逐步把握呼吸要领。

②配合两组呼吸，把动作分解为4动。先长吸气，双臂由两侧向正前合抱，双手相交成阴阳八卦手，抱于胸前，此为第一动。第二动，双臂不动，低头颔首，短呼气。第三动，抬头挺胸，两手回收于胸前，此为短吸气。第四动，双手分开变掌，翻掌下按，此为长呼气。

③在练习时，体会"低头颔首"与"低头弯腰"动作的区别，克服混淆动作的习惯。

【养生功效】

两组呼吸，一长一短，一短一长，三丹归元。表象作揖朝拜，暗含调养气机。祛燥降火，气定神清。

2. 功前运化（捧气贯顶）

（1）抱圆守一

【动作图解】

①自然站立，全身放松，头顶上悬，下颔微收，舌尖轻搭于上腭，背有上拔之意，使间尾中正，肛微提，腹微收，目光平视。（图5-11）

②接上动作。双掌同时外旋，使掌心斜向前方，然后屈肘后拉至体侧；接着向内、向后、向两侧转腕拧臂，逐步使双掌心向下，然后两臂向两侧伸直，双

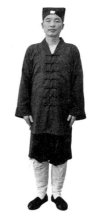

图5-11

掌心由向下逐步拧转向前；双掌继续向前方合掌搂抱，高与髋平（整个动作过程中，用鼻吸气）。（图5-12）

③接上动作不停。两臂屈臂内收，双掌相抱；随后右手变空心拳，左掌拇指通过右拳眼，扣按于右手心（劳宫穴）处，左手其他四指抱于右拳面、拳背之上成子午阴阳诀向小腹回搂至下丹田部。（整个动作过程中，用鼻吸气。）。（图5-13）

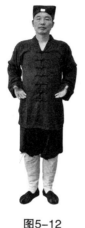
图5-12

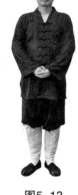
图5-13

④自然站立，全身放松，心平气和，目光内敛，手抱阴阳子午诀于小腹前，自然呼吸，意存下丹田入静片刻，或以60秒为度。

（2）捧气贯顶

【动作图解】

①接上式动作。左脚自然向左侧横开半步，两脚距离与

肩同宽或稍宽；两臂自体侧慢慢上抬，两掌心向上，两掌慢慢合于头顶上方，两掌心遥遥相对，用鼻子吸气，至此气吸满。（图5-14～图5-16）

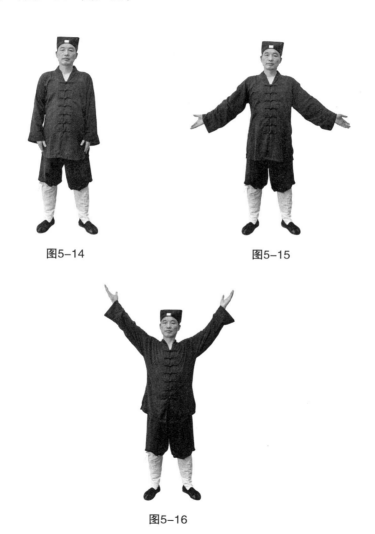

图5-14　　　　　　　　　　图5-15

图5-16

②接上动不停。用鼻子呼气；同时，两掌翻掌下按，掌心向下。（图5-17～图5-19）

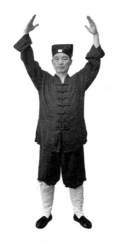

图5-17

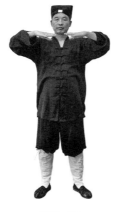

图5-18

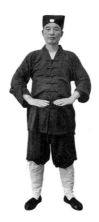

图5-19

③两掌慢慢下落于身体两侧，掌心向内，呼气结束。（图5-20）

如此重复3次。

（3）抱圆守一

【动作图解】

自然站立，全身放松，心平气和，目光内敛，手抱阴阳子午诀于小腹前；自然呼吸，意存下丹田入静片刻，或以30秒为度。（图5-21、图5-22）

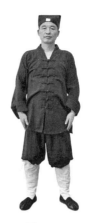

图5-20

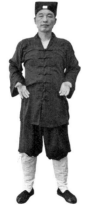

图5-21

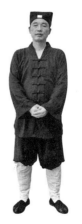

图5-22

【吐纳方法】

①"抱圆守一"属于功前、功后调息动作。

吸气的同时环抱双手成阴阳子午诀，自然放于小腹前。然后自然呼吸，意守下丹田60秒钟为度。感受小腹随呼吸一起一伏，也叫胎息动。一般养生爱好者学习时可不作深究，意到即可。

②"捧气贯顶"是一组调理动作，共包含3种吐纳导引方法。

呼吸法：用鼻子吸气，双臂自体侧慢慢上抬，双掌心向上，再慢慢合于头顶上方，双手掌心遥遥相对，至此气吸满；然后用鼻子呼气，同时翻双掌下按，掌心向下。双手慢慢下落至体侧，呼气结束。如此重复3次。

意念法：要有一个意识假想。吸气时，双目微闭，意想内视，人的身体就像一瓶浑浊的水，呼气时，随着双手下按而意念自头顶下行，假想的污浊之水面也随意念下降下行，从双脚下的涌泉穴外泄；人体流空之处都变得非常洁静，无色透明。所有的病气、浊气都随意念下降而下行，通过涌泉穴外泄入地。

意识假借法：它是一种养生有效的心理暗示方法。此方法操作得当，非常有助于身心健康。习练静坐功的人们，自然明白其中的玄机。这里不一一赘述。

当然，如果习练者还没有导引基础，还不能控制自己的意识假借，作为一般性的养生锻炼，也可以只用肢体动作配合呼吸吐纳，而不用意识假借这种导引方法。

【练习提示】

①初级习练者，要求肢体动作准确，松紧有度，自然配合呼吸。

②中级练习者，要求肢体动作的吞吐、屈伸、开合与呼吸吐纳有机配合。

③高级养生者，做到肢体动作、呼吸吐纳与意识导引高度融合。

④以下五行养生桩中的练习方法与此相同。

【易犯错误】

①"调身、调息、调心"方法不当。

②初期不容易进入练功状态，心绪不宁。

【纠正方法】

① 掌握"三调"的方法、要领，认真体会在自然放松状态下，意、气的高度融合。

②克服急躁心理，放松自己的思想，不刻意追求功态。

【养生功效】

①梳理三焦。

②调节身形、心意、气息；尤其对高血脂、高血糖、高血压患者是一组行之有效的调理方式。

③改善神经、体液调节功能，有助于血液循环，消除疲劳。

3.并步坎桩肾（水）功

（1）右势

【动作图解】

①两手成水行指诀，自然站立，全身放松，头顶上悬，下颌微收，舌尖轻搭于上腭，背有上拔之意，使闾尾中正，肛微提，腹微收，目光平视。（图5-23）

②接上动不停。两臂屈肘后拉，两手成水行指诀，放于两腰旁；身体其他部位保持不变。（图5-24）

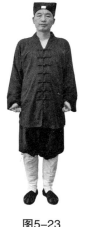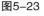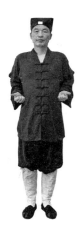

图5-23   图5-24

③接上动不停。左手成水行指诀置于左腰旁不动，右手成水行指诀向右侧伸直；身体其他部位保持不变。（图5-25）

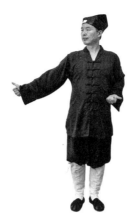

图5-25

④接上动不停。左手成水行指诀置于左腰旁不动，右手成水行指诀向右侧继续由下向上、向头顶伸直；身体其他部位保持不变。（图5-26、图5-27）

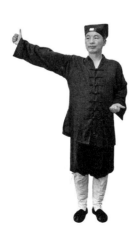

图5-26

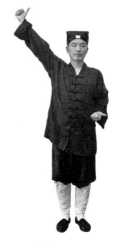

图5-27

⑤接上动不停。右臂保持直举，右手成水行指诀不变，右腕部向内弯曲，使右手拇指尖指向左下方，与左手水行指诀的拇指尖相对。（图5-28）

⑥保持上动动作，静止3～9秒，图略。

⑦接上动作。左手成水行指诀置于左腰旁不动，右手成水行指诀从头顶向左由上而下划弧放下；身体其他部位保持不变。（图5-29～图5-32）

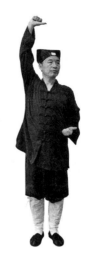

图5-28

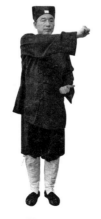

图5-29

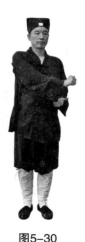

图5-30

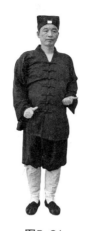

图5-31

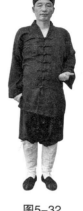

图5-32

⑧接上动不停。两手的水行指诀变掌置于体两侧，自然站立，全身放松，头顶上悬，下颌微收，舌尖轻搭于上腭，背有上拔之意，使间尾中正，肛微提，腹微收，目光平视。（图5-33）

如此重复做3次、6次或9次。

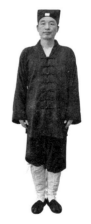

图5-33

（2）按掌平气

①接上势动作。左脚向左横开半步，两脚之间与肩同宽或稍宽，自然站立，两掌自然放于身体两侧。（图5-34）

②接上动不停。用鼻子吸气，两臂自体侧慢慢上抬，两掌心向上，再慢慢合于头顶上方，两掌心相对，至此气吸满。（图5-35、图5-36）

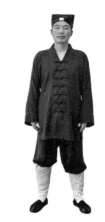

图5-34

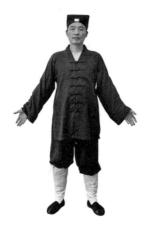

图5-35

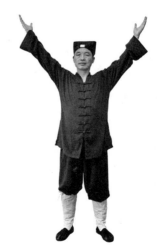

图5-36

③接上动不停。用鼻子呼气；同时，两掌翻掌下按，掌心向下，两掌慢慢下落至腹前，呼气结束。（图5-37~图5-39）

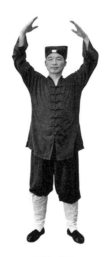

图5-37

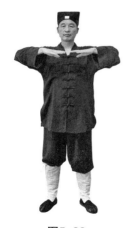

图5-38

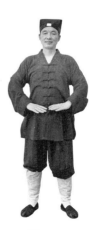

图5-39

④接上动不停。两脚开立不变，两掌自然放于身体两侧。（图5-40）

如此可做1次，也可以根据身体情况重复做3次。

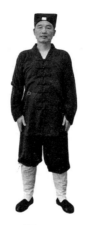

图5-40

（3）左势

①收左脚至右脚内侧，自然站立，两掌自然放于身体两侧。（图5-41）

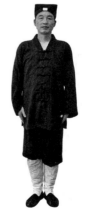

图5-41

②接上动不停。两臂屈肘后拉，两手成水行指诀放于两腰旁，接着右手水行指诀置于右腰旁不动，左手水行指诀向左侧伸直；身体其他部位保持不变。（图5-42、图5-43）

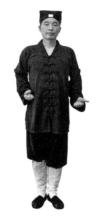

图5-42

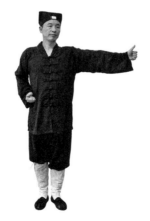

图5-43

③接上动不停。右手成水行指诀置于右腰旁不动，左手成水行指诀向左由下向上、向头顶伸直；身体其他部位保持不变。（图5-44、图5-45）

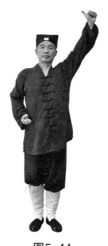

图5-44

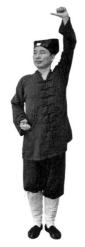

图5-45

④接上动不停。保持左臂直举，左手成水行指诀不变，左腕部向内屈，使左手拇指尖指向右下方，与右手水行指诀的拇指尖相对。（图5-46）

⑤保持上动动作，静止3～9秒，图略。

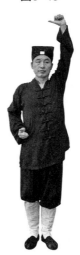

图5-46

⑥接上动作。右手成水行指诀置于右腰旁不动，左手成水行指诀从头顶向右由上向下划弧放下；身体其他部位保持不变。（图5-47～图5-49）

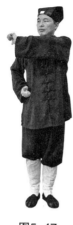

图5-47

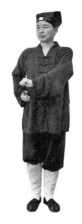

图5-48

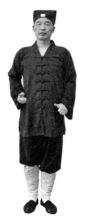

图5-49

⑦接上动不停。两手的水行指诀变掌置于身体两侧，自然站立，全身放松，头顶上悬，下颌微收，舌尖轻搭于上腭，背有上拔之意，使闾尾中正，肛微提，腹微收，目光平视。（图5-50）

左势动作，如此重复做3次、6次或9次。

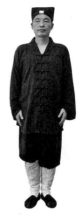

图5-50

（4）按掌平气

①接上动作。左脚向左横开半步，两脚之间与肩同宽或稍宽，自然站立，两掌自然放于身体两侧。（图5-51）

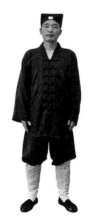

图5-51

②接上动不停。用鼻子吸气，两臂自体侧慢慢上抬，两掌心向上，再慢慢合于头顶上方，两掌心相对，至此气吸满。（图5-52、图5-53）

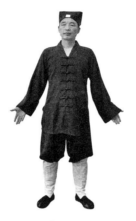

图5-52

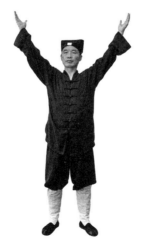

图5-53

③接上动不停。用鼻子呼气；同时，两掌翻掌下按慢慢下落至腹前，掌心向下，呼气结束。（图5-54~图5-56）

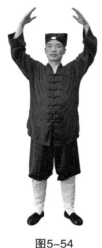

图5-54

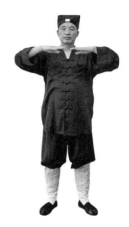

图5-55

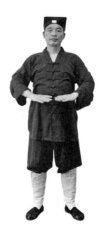

图5-56

④接上动不停。两脚开
立不变，两掌自然放于身体
两侧。（图5-57）

如此可做1次，也可以根
据身体情况重复做3次。

（5）抱圆守一

①动作同"前2.功前运化
（捧气贯顶）中的（1）抱圆
守一。"

②自然站立，全身放
松，心平气和，目光内敛，
手抱阴阳子午诀于小腹前，

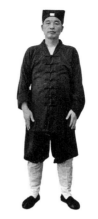

图5-57

自然呼吸，意存下丹田入静片刻，或以30秒为度。（图
5-58、图5-59）

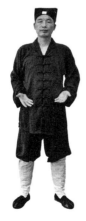

图5-58

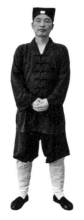

图5-59

③接上动不停。两手变掌。置于身体两侧，自然站立，全身放松，头顶上悬，下颌微收，舌尖轻搭于上腭，背有上拔之意，使闾尾中正，肛微提，腹微收。目光平视。（图5-60）

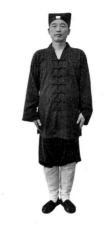

图5-60

【吐纳方法】

①练习并步坎桩肾（水）功左右势时，左右手成水行指诀由体侧向头顶上举划弧，同时用鼻子吸气；做定势动作时，闭气。闭气时间，因人而异，可长可短；然后左右手成水行指诀由头顶向体侧向下划弧，同时用鼻子呼气。

②"按掌平气"是一组全身心调理动作。

动作和呼吸方法同"起势"中"捧气贯顶"。用鼻子吸气时，双臂自身侧慢慢上抬，双掌心向上，再慢慢合于头顶上方，双手掌心遥遥相对，至此气吸满；然后用鼻子呼气，同时翻双掌下按，掌心向下。双手慢慢下落，垂至体侧，呼气结束。如此重复做3次。

但在运用意念过程中，"按掌平气"讲究吸气时可意想胸腔扩张，充满氧气；呼气时可意想一股气流从印堂（上丹田）沿体前任脉线下行，至膻中（中丹田），再下行至气海穴（下丹田）。肺活量强的练习者，如果呼气气息较长，可随呼气将意念继续下行至涌泉穴。

③"抱圆守一"属于功前、功后调息动作。

吸气的同时环抱双手成阴阳子午诀，自然放于小腹前。然后自然呼吸，意守下丹田30秒钟为度。感受小腹部随呼吸一起一伏，也叫胎息动。一般养生爱好者在学习时可不作深究，意到即可。

【练习提示】

①练习并步坎桩肾（水）功时，拇指翘起，左手置于腰间，右手臂自右向上抬起，吸气，至头顶时，要求小指用力捏紧，身体向体侧拉伸。使身体背部形成一个弓形，双拇指相对，静停3～9秒；然后放松手臂，自然呼气。如此做3次、6次或9次；

②换左势，动作相同，唯方向相反。

③左右势中间加一个按掌平气的功中调理。

④练习要领：五行属水，作用于肾，小指用力，冬季多练。

【养生功效】

保肾精，积蓄精力。

4. 三七步离桩心（火）功

（1）按掌平气

【动作图解】

动作同"并步坎桩肾（水）功中的（4）按掌平手。"（图略）

（2）右势

①接上式动作。全身放松，双手臂自然向两侧平举，目光平视。（图5-61）

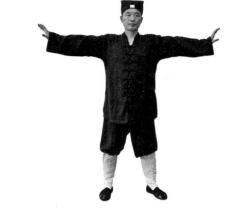

图5-61

②接上动不停。身体左转，左手臂向左后贴腰部向右臀部方向穿，臂、背贴紧，右手臂由右向左随身体左转而向左方旋臂裹肘。（图5-62、图5-63）

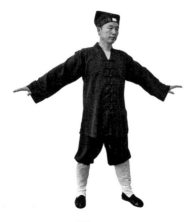

图5-62

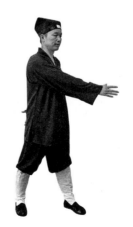

图5-63

③接上动不停。使右手心（劳宫穴）对着口鼻部位（人中穴），肘尖对着心口部位（膻中穴），左手背置于后腰部位（命门穴）。（图5-64）

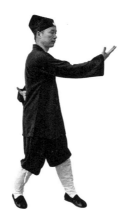

图5-64

④接上动不停。全身拧裹如被捆绑，形成麻花之力，静守3～9秒。（图5-65）

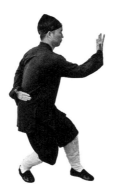

图5-65

⑤接上动不停，放松手臂，身体向右转正，双臂自然向身体两侧伸直。（图5-66、图5-67）

如此重复做3次、6次或9次。

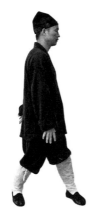
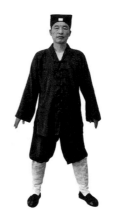

图5-66 　　　　　　　　　图5-67

（3）按掌平气

动作同"3.并步坎桩肾（水）功中的（4）按掌平气。"（图略）

如此可做1次，也可以根据身体情况重复3次。

（4）左势

接上动不停。脚步不变，肢体动作与右势相同，唯方向相反。（图5-68~图5-74）

右势动作，如此重复做3次、6次或9次。

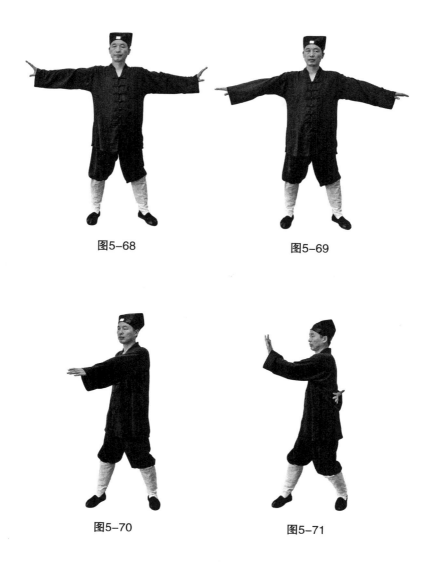

图5-68

图5-69

图5-70

图5-71

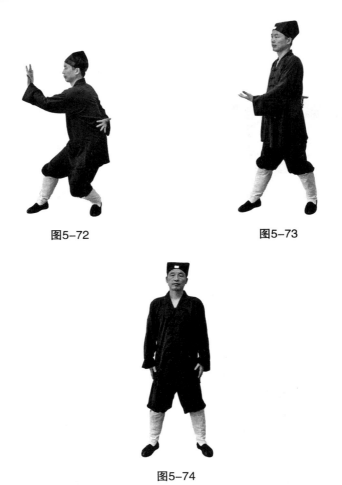

图5-72

图5-73

图5-74

（5）按掌平气

动作同"3.并步坎桩肾（水）功中的（4）按掌平手。"
（图略）

如此可做1次，也可以根据身体情况重复做3次。

（6）抱圆守一

①动作同"2.功前运化（捧气贯顶）中的（1）抱圆守一。"（图5-75~图5-77）

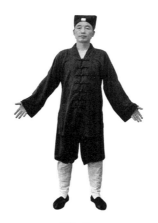

图5-75

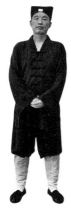

图5-76

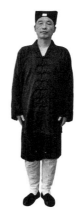

图5-77

②自然站立，全身放松，心平气和，目光内敛，手抱阴阳子午诀于小腹前，自然呼吸，意存下丹田入静片刻，或以30秒为度。

【吐纳方法】

①当身体向左右侧转体时，随着两臂的拧裹而用鼻子呼气；做定势动作时，闭气。闭气时间。因人而异，可长可短；然后左右手成火行指诀，两臂向两侧打开，同时用鼻子吸气。初学阶段，闭气静守3～9秒为度。

②"按掌平气"是一组全身心调理动作。动作和呼吸方法同"起势"中"捧气贯顶"。

③"抱圆守一"属于功前、功后调息动作。一般养生爱好者学习时可不作深究，意到即可。

【练习提示】

①练习时，双手掌心向下，两臂向两侧打开，与肩同高，然后轻转右脚跟同时身体向左转，右手向右、向左旋臂裹肘；左手由左向下、向后提掌贴在背心部位，右手劳宫穴对着人中穴，右肘尖对着膻中穴，这样形成一种拧裹之力，做静桩练习。

②练习三七步离桩心（火）功左、右势时，左、右手成火行指诀，中指对应为心，裹劲要体现在中指上。

③左右势中间加一个按掌平气的功中调理。

④练习要领：五行属火，作用于心，中指用力，夏季多练。

【养生功效】

降心火，清心养神，心力旺盛。

5.五五步中桩脾（土）功

（1）按掌平气

【动作图解】

动作同"3.并步坎桩肾（水）功中的（4）按掌平气。"（图略）

（2）中桩

①接上势动作。双掌同时外旋，两臂屈肘后拉至两腰间，两掌心斜向上方。（图5-78）

②接上动不停。两肘外撑，两臂向两侧伸直，然后拧臂转腕，两掌向两侧平举，两掌心向下。（图5-79）

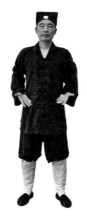

图5-78

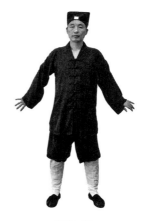

图5-79

③接上动不停。两臂继续外旋，同时直臂由两侧平举向正前方相合，然后屈臂内收，两掌心相对。（图5-80）

④接上动不停。站立姿势不变，两臂环抱向内合。（图5-81）。

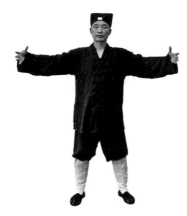

图5-80

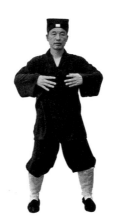

图5-81

⑤接上动不停。屈臂，两掌心逐渐转向心窝（上脘穴）方向。（图5-82）

⑥接上动不停。继续屈臂，两掌相接触，掌心轻按于上腹部（中脘穴、下脘穴）方向。（图5-83）

如此重复做3次、6次或9次。

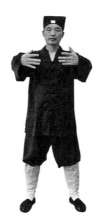

图5-82

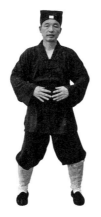

图5-83

（3）按掌平气

①接上动不停。放松两臂，身体中正，双臂自然向身体
两侧伸直。（图5-84～图5-86）

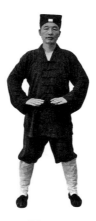

图5-84

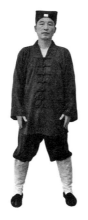

图5-85

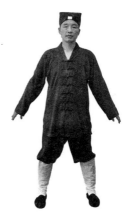

图5-86

②其他动作同"3.并步坎桩肾（水）功中的（2）按掌平气"。（图5-87～5-92）

如此可做1次，也可以根据身体情况重复3次。

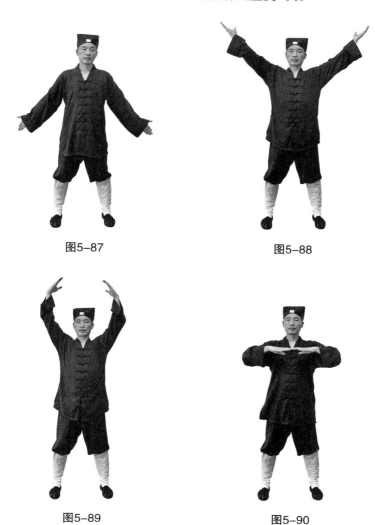

图5-87

图5-88

图5-89

图5-90

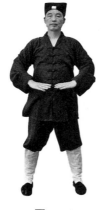
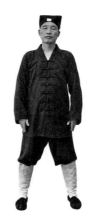

图5-91　　　　　　　　　　　　　　　　图5-92

（4）抱圆守一

①动作同"2.功前运化（捧气贯顶）中的（1）抱圆守一。"（图略）

②自然站立，全身放松，心平气和，目光内敛，手抱阴阳子午诀于小腹前，自然呼吸，意存下丹田入静片刻，或以30秒为度。

【吐纳方法】

①当两臂向身体两侧张开时，采用细、长、慢、匀的吸气方法，用鼻子吸气，同时，身体自然随着气满而微直立；然后左右手成土行指诀（拇指用力），上腹部肌肉收紧，两臂从身体两侧向腹部合按，用鼻子呼气，同时身体自然随着气尽而微下蹲成高马步；做定势动作时，闭气。闭气时间因人而异，可长可短。初学阶段，闭气静守3～9秒为度。闭气

时，腹部和拇指持续保持内劲。

②"按掌平气"是一组全身心调理动作。动作和呼吸方法同"起势"中的"捧气贯顶"。

③"抱圆守一"属于功前、功后调息动作。一般养生爱好者学习时可不作深究。意到即可。

【练习提示】

①左右开步，重心位于两腿中间，成五五步。练习时，一定要配合吸气，双手成掌心斜相对，两臂在身体两侧屈臂打开，与肩同高。呼气时，双手成掌心斜相对，两臂成弧形向上腹部合按，闭气时，动作静止。

②练习五五步中桩脾（土）功，左右手成土行指诀。拇指对应为脾，上翘拇指要体现一种张劲。

③练习要领：五行属土，作用于脾，拇指用力，四季多练。

【养生功效】

练习五五步中桩脾（土）功能调合脾胃，使中气得以充足从而达到调养身体的作用。

6.二八步震桩肝（木）功

（1）按掌平气

【动作图解】

动作同"3.并步坎桩肾（水）功中的（4）按掌平气。"（图略）

101

（2）右势

①接上势动作。身体右
转，右掌外旋，掌心向上，
左掌自然放于左体侧，两腿
自然站立。（图5-93）

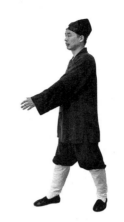

图5-93

②接上动不停。左掌从体侧由下向上、向右侧旋伸，掌
心向上，右掌不变，置于右腰侧。（图5-94）

③接上动不停。身体重心后移至左腿；左掌翻转，掌心
向下，右掌随身体重心后移向右侧上方穿掌。（图5-95）

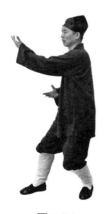

图5-94

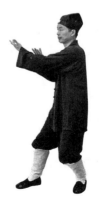

图5-95

④接上动不停。两掌动作不变，身体重心前移至左腿
（图5-96）；然后，右掌向右上方穿掌，掌心斜向上（图
5-97）；身体重心继续前移，左腿支撑，右腿伸直，右脚尖
触地；右掌继续向上穿伸同时旋臂转掌，掌心向右侧前，食
指上翘；左掌下按至左腰侧，食指上翘。（图5-98）

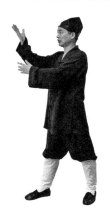

图5-96

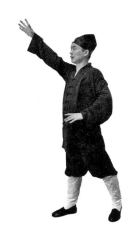

图5-97

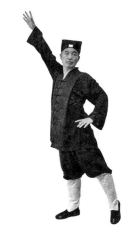

图5-98

103

⑤接上动不停。保持姿势不变，头由右向左后方平转，目光远眺，眼睛睁大。（图5-99）

如此重复做3次、6次或9次。

⑥接上动不停。重心稍微后移，左脚前掌落地；身体放松，右臂外旋，右掌掌心转向斜上方，左臂随身体右转自然上提，掌心保持向下；头向左转，眼睛微闭。（图5-100）。

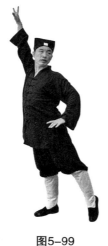

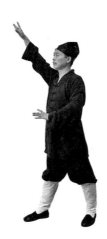

图5-99   图5-100

⑦接上动不停。重心继续后移，左脚全掌落地；身体自然放松，右臂屈收于右胸前，掌心保持斜上方，左臂随身体重心变化继续自然上提，掌心仍然保持向下，眼睛微闭。（图5-101）

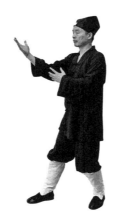

图5-101

⑧接上动不停。身体左转，两掌自然收于胸前；重心位于两腿之间，眼睛微闭（图5-102）；然后，两臂放松，两掌由胸前向身体两侧自然放下，眼睛保持微闭。（图5-103）

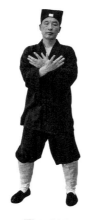

图5-102

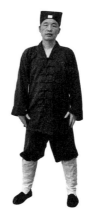

图5-103

（3）按掌平气

①接上动不停。放松手臂，身体中正，双臂自然向身体两侧伸直（图5-104）。

②其他动作同"3.并步坎桩肾（水）功中的（4）按掌平气。"（图略）

如此可做1次，也可以根据身体情况重复做3次。

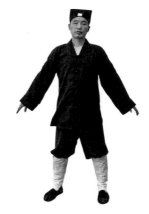

图5-104

（4）左势

接上动不停。脚步不变，肢体动作与右势相同，唯方向相反。（图5-105～图5-114）

此组动作，如此重复做3次、6次或9次。

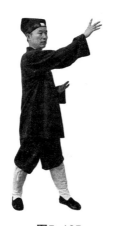

图5-105

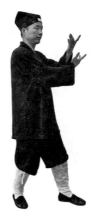

图5-106

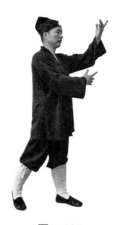

图5-107

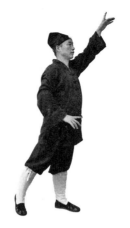

图5-108

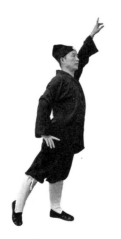

图5-109

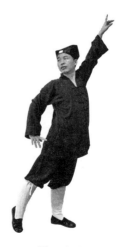

图5-110

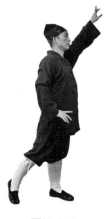

图5-111

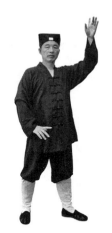

图5-112

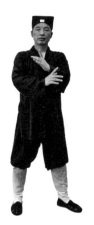

图5-113

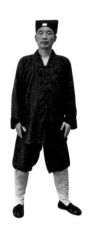

图5-114

（5）按掌平气

①接上动不停。放松手臂，身体中正，双臂自然向身体两侧伸直。（图5-115）

②其他动作同"3.并步坎桩肾（水）功中的（4）按掌平气。"（图略）

如此可做1次，也可以根据身体情况重复做3次。

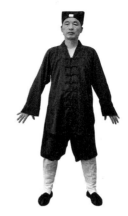

图5-115

（6）抱圆守一

①动作同"2.功前运化（捧气贯顶）中的（1）抱圆守一。"（图略）

②自然站立，全身放松，心平气和，目光内敛，手抱阴阳子午诀于小腹前，自然呼吸，意存下丹田入静片刻，或以30秒为度。

【吐纳方法】

①练习二八步震桩肝（木）功时，以右势为例，当右臂向身体右侧上方伸展时，随着动作的速度调节自己的呼气速度，二者相配合，用鼻子呼气，同时，身体随着气尽而右腿直立，左脚尖点地；然后左右手成木行指诀（食指用力），做定势动作时，闭气。闭气时间因人而异，可长可短。初学阶段，闭气静守3～9秒为度。接着，吸气，随着动作的速度调节自己的吸气速度，二者相配合，用鼻子吸气，同时身体

右转，两臂回收至右胸前。

左势吐纳方法相同。唯动作相反。

②"按掌平气"是一组全身心调理动作。动作和呼吸方法同"起势"中"捧气贯顶"。

③"抱圆守一"属于功前、功后调息动作。一般养生爱好者学习时可不作深究，意到即可。

【练习提示】

①练习时，一定要配合呼气，做右势时，以右食指翘伸来领劲上提，伸右臂，用力向上方攀伸，同时左手掌心向下，以左食指翘伸来领劲，全掌用力下按撑。动作到位，呼气结束后，可闭气静守，时间长短因人而异，眼睛瞪大；然后再放松双臂，吸气，身体右转，两臂回收至右胸前，眼睛微闭。左势要领相同。脚尖点地，意在刺激大脚趾（大敦穴）。

②食指对应为肝，向上伸展食指要体现一种拉伸劲。

③练习要领：五行属木，作用于肝，食指用力，春季多练。

【养生功效】

疏肝明目。

7. 双弹步兑桩肺（金）功

（1）按掌平气

【动作图解】

动作同"3. 并步坎桩肾（水）功的（4）按掌平气。"（图略）

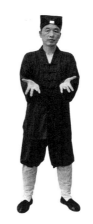

（2）兑桩

①接上势动作。双掌在两
腰前同时外旋，两掌心斜向上
方；然后，两掌由腹前同时向
胸前方穿掌（图5-116）。

图5-116

②接上动不停。两臂外旋翻掌，两臂向两侧分开伸直，
然后两臂掌继续向体后分开，继而拧臂转腕，两掌心向前，
放于两腰侧，两臂屈，两腋松空，如夹球状，两肩松沉。
（图5-117、图5-118）

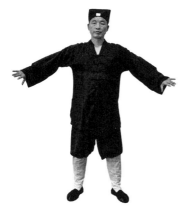

图5-117

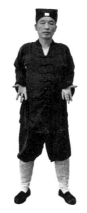

图5-118

111

③接上动不停。两臂继续外旋，两腋夹紧，背部撑圆，无名指上翘，然后沉肩坠肘，两掌用力向身体正前方推出；同时，含胸收腹，身体微蹲，两脚尖着地，两脚跟踮起。（图5-119～图5-121）

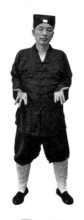

图5-119

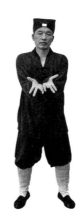

图5-120

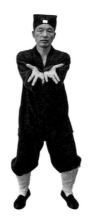

图5-121

④接上动不停。以无名指领劲，两掌向内屈腕；同时，脚掌逐步落地。（图5-122、图5-123）

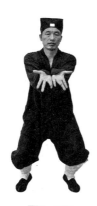

图5-122

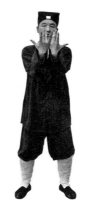

图5-123

⑤接上动不停。两臂随两掌继续内旋并向内翻转并向身体两侧抬起，直至掌心向下。（图5-124）。

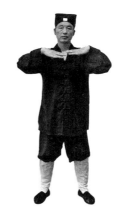

图5-124

⑥接上动不停。两肩下沉，两肘下坠，两掌自胸前下按至小腹前；然后两掌放松自然回落于身体两侧。（图5-125、图5-126）

如此重复做3次、6次或9次。

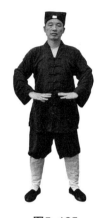
图5-125

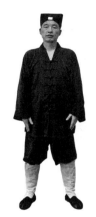
图5-126

（3）按掌平气

①接上动不停。放松手臂，身体中正，双臂自然向身体两侧伸直。（图5-127）

②其他动作同"3.并步坎桩肾（水）功中的（4）按掌平气。"（图略）

如此可做1次，也可以根据身体情况重复做3次。

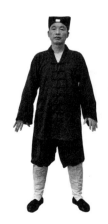
图5-127

（4）抱圆守一

①动作同"2.功前运化（捧气贯顶）中的（1）抱圆之一。"（图略）

②自然站立，全身放松，心平气和，目光内敛，手抱阴阳子午诀于小腹前，自然呼吸，意存下丹田入静片刻，或以30秒为度。

【吐纳方法】

①当两臂由胸前向身体两侧张开时，采用细、长、慢、匀的吸气方法，用鼻子长吸气；同时，身体自然随着气满而微直立；然后左右手成金行指诀（无名指用力），上腹部肌肉收紧，两掌从腰间向身体前推出时，用鼻子呼气，身体自然微微下沉，同时脚跟踮起；做定势动作时，闭气。闭气时间因人而异，可长可短。初学阶段，闭气静守3～9秒为度。闭气时，腹部和拇指持续保持内劲。

②"按掌平气"是一组全身心调理动作。动作和呼吸方法同"起势"中"捧气贯顶"。

③"抱圆守一"属于功前、功后调息动作。一般养生爱好者学习时可不作深究，意到即可。

【练习提示】

①左右开步，重心位于两腿中间，先成五五步。当两掌由腰间向身体前推出时，身体自然微微下沉，同时脚跟踮起成双弹步。

②练习双弹步兑桩肺（金）功时，无名指对应为肺，无名指上翘要体现一种张劲。在练习时要注意动作连贯，使得无名指持续不间断用力。

③练习要领：五行属金，作用于肺，无名指用力，秋季多练。

【养生功效】

增强肺脏功能。

8. 功毕整理（金盆浴身）

【动作图解】

①接上势动作。左脚自然向左侧横开半步，两脚距离与肩同宽或稍宽；两臂自体侧慢慢上抬，两掌心向上，两掌慢慢合于头顶上方，两掌心遥遥相对，用鼻子吸气，至此气吸满。（图5-128 ~ 图5-130）

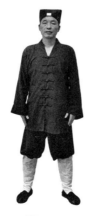

图5-128

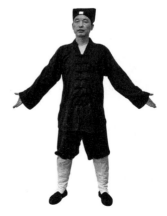

图5-129

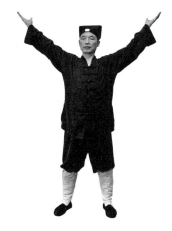

图5-130

②接上动不停。用鼻子呼气；同时，两掌翻掌下按至腹前，掌心向下，呼气结束。（图5-131～图5-133）

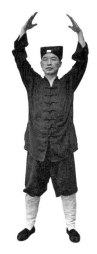

图5-131

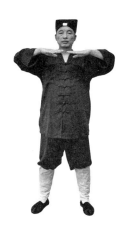

图5-132

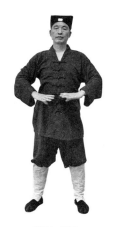

图5-133

③接上动不停。双脚不动，两掌自然放于身体两侧。（图5-134）

如此重复3次。

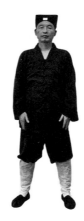

图5-134

9. 行功礼节（收功）

【动作图解】

同行功礼节（起功）。（图略）

（二）双步五行桩功行气练法

如果接续（一）双步五行桩撑筋练法，以下"功前运化（捧气贯顶）"的内容可以不练习。仅做"行功礼节（起功）"，用功中调息（按掌平气）代替"功前运化（捧气贯顶）"。

如果单独练习（二）双步五行桩功行气练法，以下"行功礼节（起功）""功前运化（捧气贯顶）"内容则作为功法整体构成而练习。

1. 行功礼节（起功）

【动作图解】

与（一）双步五行桩功撑筋练法中行功礼节（起功）动作及呼吸方法相同，不再赘述。（图略）

2. 功中调息（按掌平气）

【动作图解】

与第四章第三节中二、功中调息（按掌平气）相同，但呼吸吐纳方法不同，即行气不同。（图略）

【行气诀】

在练习功中调息（按掌平气）行气诀时，配合肢体动作，鼻吸口呼，发"嘻"字声的口型吐气。

【行气方法】

①当两掌从身体两侧由下向上、向头顶托起时，由鼻孔吸气。

②当两掌从头顶向身体前面由上而下按时，由口呼气，发"嘻"音伴随吐气。

【养生功效】

"嘻"字行气理三焦。嘻，读 x ī 。有辅助调理由三焦不畅通而引起的眩晕、耳鸣、喉痛、胸腹胀闷、小便不利等疾患。

3. 并步坎桩肾（水）功

【动作图解】

与（一）双步五行桩功撑筋练法中"3.并步坎桩肾（水）功"动作相同。（图略）

【行气诀】

练习坎桩肾（水）功时，配合肢体动作，鼻吸口呼，发"吹"字声的口型吐气。

【行气方法】

①练习并步坎桩肾（水）功左右势时，左右手成水行指诀由体侧向头顶上举划弧，同时用鼻子吸气；做定势动作时，闭气。闭气时间因人而异，可长可短；然后左右手成水行指诀由头顶向体侧、向下划弧，同时由口呼气，发"吹"音，伴随吐气。

②"按掌平气"动作与"功中调息（按掌平气）"动作相同。

用鼻子吸气时，双臂自身体两侧慢慢上抬，双掌心向上，再慢慢合于头顶上方，双手掌心遥遥相对，至此气吸满；然后用口呼气，发"嘻"音，伴随吐气，同时翻双掌下按，掌心向下。双手慢慢下落至体侧，吐气结束。如此重复3次。

③"抱圆守一"属于功前、功后调息动作。吸气的同时环抱双手成阴阳子午诀，自然放于小腹前。自然呼吸，意守下丹田30秒钟为度。感受小腹随呼吸一起一伏，也叫胎息动。一般养生爱好者学习时可不作深究，意到即可。

【养生功效】

"吹"字行功补肾气。吹，读 chuī。对腰膝酸软，盗汗遗精、阳痿、早泄、子宫虚寒等肾经疾患的康复有一定的辅助作用。

4.三七步离桩心（火）功

【动作图解】

与（一）双步五行桩功撑筋练法中"4.三七步离桩心（火）功"动作相同。（图略）

【行气诀】

练习离桩心（火）功时，配合肢体动作，鼻吸口呼，发"呵"字声的口型吐气。

【行气方法】

①当身体向左右侧转体时，随着两臂的拧裹而用口呼气，发"呵"音，伴随吐气；然后左右手成火行指诀，两臂向两侧打开，同时用鼻子吸气。

②"按掌平气"是一组全身心调理动作。同 "功中调息（按掌平气）"的动作和行气方法，呼气时发"嘻"音。

③"抱圆守一"动作同"3.并步坎桩肾（水）功"，意到即可。

【养生功效】

"呵"字行气强心祛火。呵，读 hē。对心悸、心绞痛、失眠、健忘、盗汗、口舌糜烂、舌强语言塞等心经疾患的康复有一定的辅助作用。

5.五五步中桩脾（土）功

【动作图解】

与双步五行桩功撑筋练法中5.五五步中桩脾（土）功动作相同。（图略）

【行气诀】

练习中桩脾（土）功时，配合肢体动作，鼻吸口呼，发"呼"字声的口型吐气。

【行气方法】

①当两臂向身体两侧张开时，用鼻子吸气，同时，身体随着气满而微直立；然后左右手成土行指诀（拇指用力），上腹部肌肉收紧，两臂从身体两侧向腹部合按，用口呼气，发"呼"音伴随吐气，身体随着气尽而微下蹲成高马步。

②"按掌平气"是一组全身心调理动作。同 "功中调息（按掌平气）"的动作和行气方法，呼气时发"嘻"音。

③"抱圆守一"动作同3.并步坎桩肾（水）功，意到即可。

【养生功效】

"呼"字行气健脾养胃。呼，读（hū）。对腹胀、腹泻、四肢疲乏、食欲不振、肌肉萎缩、皮肤水肿等脾经疾患的康复有一定的辅助作用。

6. 二八步震桩肝（木）功

【动作图解】

与双步五行桩功撑筋练法中6.二八步震桩肝（木）功动作相同。（图略）

【行气诀】

练习二八步震桩肝（木）功时，配合肢体动作，鼻吸口呼，发"嘘"字声的口型吐气。

【行气方法】

①以右势为例：左右手成木行指诀（食指用力），当右臂向身体右侧上方伸展时，随着动作的速度调节自己的呼气速度，二者相配合，用口呼气，发"嘘"音伴随吐气，同时，眼睛睁大，身体随着气尽而右腿直立，左腿脚尖点地；然后，用鼻子吸气，随着动作的速度调节自己的吸气速度，二者相配合，用鼻子吸气，眼睛微闭，同时身体右转，两臂回收到右胸前。

左势与右势吐纳方法相同，唯动作相反。

②"按掌平气"是一组全身心调理动作。同 "功中调息（按掌平气）"的动作和行气方法，呼气时发"嘻"音。

③"抱圆守一"动作同3.并步坎桩肾（水）功，意到即可。

【养生功效】

"嘘"字行气益梳肝。嘘，读xū。对目疾、肝肿大、胸肋胀闷、食欲不振、两目干涩、眩晕等症的康复有一定的辅助作用。

7. 双弹步兑桩肺（金）功

【动作图解】

与双步五行桩功撑筋练法中7.双弹步兑桩肺（金）功动作相同。（图略）

【行气诀】

练习"双弹步兑桩肺（金）功"时，配合肢体动作，鼻吸口呼，发"呬"字声的口型吐气。

【行气方法】

①当两臂由胸前向身体两侧张开时，用鼻子长吸气，同时，身体随着气满而微直立；然后左右手成金行指诀（无名指用力），上腹部肌肉收紧，两掌从腰间向体前推出时，用口呼气，发"呬"音，伴随吐气，伴随身体自然微微下沉，同时足跟踮起。

②"按掌平气"是一组全身心调理动作。同 "功中调息

（按掌平气）"的动作和行气方法，呼气时发"嘻"音。

③"抱圆守一"动作同3.并步坎桩肾（水）功，意到即可。

【养生功效】

"呬"字行气护肺。呬，读（sì）。对肺经郁热，治疗咳嗽等肺系疾病的康复和护理有一定的辅助作用。

（三）双步五行桩功导引练法

如果接续双步五行桩功行气练法，重复做"行功礼节（起功）"和"功中调息（按掌平气）"即可。

如果单独练习双步五行桩功导引练法，以下"行功礼节（起功）"和"功前运化（捧气贯顶）"内容则作为功法整体构成而练习。

1. 行功礼节（起功）

【动作图解】

与双步五行桩功撑筋练法中的1.行功礼节（起功）动作及呼吸方法相同。（图略）

2. 功中调息（按掌平气）

【动作图解】

与第四章中第三节的行功整理中"功中调息（按掌平气）"的动作图解相同，保持自然呼吸。（图略）

【导引诀】

练功中调息（按掌平气）导引时，全身放松，配合肢体动作，以意引气，行周天功。

【导引方法】

①当两掌从身体两侧由下向上、向头顶托起时，由鼻孔吸气；同时，以意引气，自会阴起，沿督脉上行，经命门，过夹脊，冲三关，上百会，下鹊桥，真气雾化而成琼浆玉液拘于口中。

②当两掌从头顶向身体前由上而下按时，由鼻孔呼气；同时，以意引气，顺任脉而下，承浆、廉泉，过重楼，气氲膻中，抵中脘，达气海，存于下丹田以备养用。

【养生功效】

通任、督二脉。

3.并步坎桩肾（水）功

【动作图解】

与双步五行桩功撑筋练法中的3.并步坎桩肾（水）功动作相同。（图略）

【导引诀】

练习坎桩肾（水）功时，配合肢体动作，鼻吸鼻呼，慢、长、细、匀。

【导引方法】

①练习并步坎桩肾（水）功左右势时，左右手成水行指诀由体侧向头顶上举划弧，同时用鼻子吸气；做定势动作时，不再闭气。然后左右手成水行指诀由头顶向体侧、向下划弧，同时用由鼻子呼气。

整组动作协调自然，周身放松；运行动作浑然一体，不急、不缓，不停留。

②"按掌平气"动作同"功中调息（按掌平气）"。

用鼻子吸气时，双臂自身侧慢慢上抬，双掌心向上，再慢慢合于头顶上方，双手掌心遥遥相对，至此气吸满；然后用鼻子呼气，同时翻双掌下按，掌心向下。双手慢慢下落至体侧，呼气结束。如此重复3次。

整组动作协调自然，周身动作浑然一体，不急、不缓，不停留。

③"抱圆守一"属于功前、功后调息动作。

吸气的同时环抱双手成阴阳子午诀，自然放于小腹前。然后自然呼吸，意守下丹田30秒钟为度。感受小腹部随呼吸一起一伏，也叫胎息动。一般养生爱好者学习时可不作深究，意到即可。

【养生功效】

"意、气、力"高度融合，在动作拉伸运转过程中，间接推动气血运行，增强人体营气和卫气，逐渐形成生物磁场，防护不良之外气入侵身体。

肾功能得到有效濡养。

4. 三七步离桩心（火）功

【动作图解】

与双步五行桩功撑筋练法中的4.三七步离桩心（火）功动作相同。（图略）

【导引诀】

练习离桩心（火）功时，配合肢体动作，鼻吸鼻呼，慢、长、细、匀。

【导引方法】

①当身体向左右侧转体时，随着两臂的拧裹而用鼻子呼气；然后左右手成火行指诀，两臂向两侧打开，同时用鼻子吸气。

整组动作协调自然，周身放松；运行动作浑然一体，不急、不缓，不停留。

②"按掌平气"动作同"功中调息（按掌平气）"。

用鼻子吸气时，双臂自体侧慢慢上抬，双掌心向上，再慢慢合于头顶上方，双手掌心遥遥相对，至此气吸满；然后用鼻子呼气，同时翻双掌下按，掌心向下。双手慢慢下落至体侧，呼气结束。如此重复3次。

整组动作协调自然，周身动作浑然一体，不急、不缓，不停留。

③"抱圆守一"动作同3.并步坎桩肾（水）功，意到即可。

【养生功效】

"意、气、力"高度融合，在动作拉伸运转过程中，间接推动气血运行，增强人体营气和卫气，逐渐形成生物磁场，防护不良之外气入侵身体。

心肌功能得到有效增强。

5. 五五步中桩脾（土）功

【动作图解】

与双步五行桩功撑筋练法中的5.五五步中桩脾（土）功动作相同。（图略）

【导引诀】

练习中桩脾（土）功时，配合肢体动作，鼻吸鼻呼，慢、长、细、匀。

【导引方法】

①当两臂向身体两侧张开时，用鼻子吸气，同时，身体随着气满而微直立；然后左右手成土行指诀（拇指用力），上腹部肌肉不刻意收紧，两臂从身体两侧向腹部合按，意到即可，不使用拙力，用鼻子呼气，同时身体随着气尽而微下蹲成高马步。

整组动作协调自然，周身放松；运行动作浑然一体，不急、不缓、不停留。

②"按掌平气"动作同"功中调息（按掌平气）"。如此可重复3次。

整组动作协调自然，周身动作浑然一体，不急、不缓、不停留。

③"抱圆守一"动作同3.并步坎桩肾（水）功，意到即可。

【养生功效】

"意、气、力"高度融合，在动作拉伸运转过程中，间接推动气血运行，增强人体营气和卫气，逐渐形成生物磁场，防护不良之外气入侵身体。

养胃健脾，增强胃动力，有助于消化。

6.二八步震桩肝（木）功

【动作图解】

与双步五行桩功撑筋练法中的6.二八步震桩肝（木）功动作相同。（图略）

【导引诀】

练习二八步震桩肝（木）功时，配合肢体动作，鼻吸鼻呼，慢、长、细、匀。

【导引方法】

①以右势为例：左右手成木行指诀（食指用意向上领劲，但不用拙力），当右臂向身体右侧上方伸展时，根据动作速度调节自己的呼气速度，二者相配合，用鼻子呼气，同时，眼睛睁大，随着气尽而右腿直立，左脚尖点地；然后，用鼻子吸气，根据动作的速度调节自己的吸气速度，二者相

配合，用鼻子吸气，眼睛微闭，同时身体右转，两臂回收到右胸前。

左势吐纳方法与右势相同，唯动作相反。

整组动作协调自然，周身放松；运行动作浑然一体，不急、不缓，不停留。

②"按掌平气"动作同"功中调息（按掌平气）"。如此可重复3次。

整组动作协调自然，周身动作浑然一体，不急、不缓，不停留。

③"抱圆守一"动作同并步桩肾（水）功，意到即可。

【养生功效】

"意、气、力"高度融合，在动作拉伸运转过程中，间接推动气血运行，增强人体营气和卫气，逐渐形成生物磁场，防护不良之外气入侵身体。

疏肝理气，消火祛郁，引气明目。

7. 双弹步兑桩肺（金）功

【动作图解】

与双步五行桩功撑筋练法中的7.双弹步兑桩肺（金）功动作相同。（图略）

【导引诀】

练习双弹步兑桩肺（金）功时，配合肢体动作，鼻吸鼻呼、慢、长、细、匀。

【导引方法】

①当两臂由胸前向身体两侧张开时，用鼻子长吸气，同时，身体随着气满而微直立；然后左右手成金行指诀（无名指用意向身体前方领劲，但不用拙力），上腹部肌肉内收，两掌从腰间向体前缓缓推出时，用鼻子呼气，身体自然微微下沉，同时足跟踮起。

整组动作协调自然，周身放松；运行动作浑然一体，不急、不缓，不停留。

②"按掌平气"动作同"功中调息（按掌平气）"。如此可重复3次。

整组动作协调自然，周身动作浑然一体，不急、不缓，不停留。

③"抱圆守一"动作同并步坎桩肾（水）功，意到即可。

【养生功效】

"意、气、力"高度融合，在动作拉伸运转过程中，间接推动气血运行，增强人体营气和卫气，逐渐形成生物磁场，防护不良之外气入侵身体。

增大肺活量，扩充有氧量，提升肺功能。

第二节　独步五行桩功图解

独步五行桩功，民间习惯称为"独步桩"，是双步五行桩功的升级版。

除了支撑腿的变化，增加了习练者的难度要求外，其他的身手动作以及双步桩功三种练法（撑筋、行气、导引）分步练习方法相同。

当然，从步型展示角度看，独步桩功和双步桩功同属定步五行养生桩的两种不同练功表现形式。但是，没有双步桩功扎实的训练基础，独步五行桩功难以入手。

毕竟单腿支撑身体，就是不做任何附加动作，一般稳定性不好的练习者都难以独立一分钟，何况还要在单腿支撑身体的前提下，完成配套的组合动作。

据老师父口述，独步五行桩功对于刺激大脑神经中枢，调节人体生理平衡有独特的养护功效。教学实践中发现，独步五行桩功对于有效调节人体的平衡感和肢体的协调能力有帮助。特别对于小脑萎缩病患者，具有较好的辅助养护的作用。

从演练疗养程序上看，独步五行桩功可以根据自己的功力情况，按照定步五行养生桩三种练法（撑筋、行气、导引）分步练习。

由于耗时费力，非专业修炼者，选择其中一种练习方式即可。

贵在坚持，久久为功。

一、动作名称

（一）独步五行桩功撑筋练法

1. 行功礼节（起功）
2. 功前运化（捧气贯顶）

3. 扣腿坎桩肾（水）功

4. 悬腿离桩心（火）功

5. 踩足中桩脾（土）功

6. 凤尾震桩肝（木）功

7. 单盘兑桩肺（金）功

8. 功毕整理（金盆浴身）

9. 行功礼节（收功）

（二）独步五行桩功行气练法

1. 行功礼节（起功）

2. 功中调息（按掌平气）

3. 扣腿坎桩肾（水）功

4. 悬腿离桩心（火）功

5. 踩足中桩脾（土）功

6. 凤尾震桩肝（木）功

7. 双弹步兑桩肺（金）功

（三）独步五行桩功导引练法

1. 行功礼节（起功）

2. 功中调息（按掌平气）

3. 扣腿坎桩肾（水）功

4. 悬腿离桩心（火）功

5. 踩足中桩脾（土）功

6. 凤尾震桩肝（木）功

7. 单盘兑桩肺（金）功

二、动作图解

（一）独步五行桩功撑筋练法

1. 行功礼节（起功）

【动作图解】

同第一节　双步五行桩功（一）双步五行桩功撑筋练法中的1.行功礼节（起功）。（图略）

【吐纳方法】

同第一节　双步五行桩功（一）双步五行桩功撑桩筋练法中的1.行功礼节（起功）。

【练习提示】

一般以1次为度，作为功前的引子，对身体、思想、呼吸进行调整，也称"三调"。

【易犯错误】

同第一节　双步五行桩功（一）双步五行桩功撑筋练法中的1.行功礼节（起功）。

【纠正方法】

同第一节　双步五行桩功（一）双步五行桩功撑筋练法

中的1.行功礼节（起功）。

【养生功效】

同第一节　双步五行桩功（一）双步五行桩功撑筋练法中的1.行功礼节（起功）。

2. 功前运化（捧气贯顶）

（1）抱圆守一

【动作图解】

同第一节　双步五行桩功（一）双步五行桩功撑筋练法中的2.功前运化（捧气贯顶）（1）抱圆守一。（图略）

（2）捧气贯顶

【动作图解】

同第一节　双步五行桩功（一）双步五行桩功撑筋练法中的2.功前运化（捧气贯顶）（2）捧气贯顶。（图略）

如此重复3次。

（3）抱圆守一

【动作图解】

同本节2.功前运化（捧气贯顶）中的（1）抱圆守一。（图略）

【吐纳方法】

同第一节　双步五行桩功（一）双步五行桩功撑筋练法中的2.功前运化（捧气贯顶）。

【练习提示】

同第一节　双步五行桩功（一）双步五行桩功撑筋练法中的2.功前运化（捧气贯顶）。

【易犯错误】

同第一节　双步五行桩功（一）双步五行桩功撑筋练法中的2.功前运化（捧气贯顶）。

【纠正方法】

同第一节　双步五行桩功（一）双步五行桩功撑筋练法中的2.功前运化（捧气贯顶）。

【养生功效】

同第一节　双步五行桩功（一）双步五行桩功撑筋练法中的2.功前运化（捧气贯顶）。

3.扣腿坎桩肾（水）功

（1）右势

【动作图解】

①自然站立，全身放松，头顶上悬，下颌微收，舌尖轻

搭于上腭，背有上拔之意，使闾尾中正，肛微提，腹微收，目光平视。（图5-135）

②接上动不停。左脚向左横开半步，与肩同宽或稍宽，重心位于两腿之间；然后，两臂屈肘后拉，两掌放于两腰旁；身体其他部位保持不变。（图5-136）

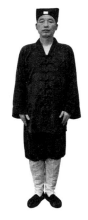

图5-135

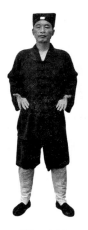

图5-136

③接上动不停。保持两掌置于腰侧不动；重心右移至右腿，左腿提起，左脚背扣于右腿腘窝处，成"扣腿（委中）桩"势；身体其他部位保持不变。（图5-137、图5-137附图）

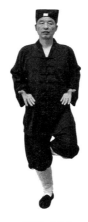

图5-137

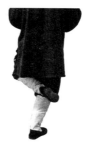

图5-137附图

④接上动不停。两掌成水行指诀，置于两腰侧不动；然后，右手向右侧继续由下向上、向头顶伸直；身体其他部位保持不变。（图5-138~图5-141）

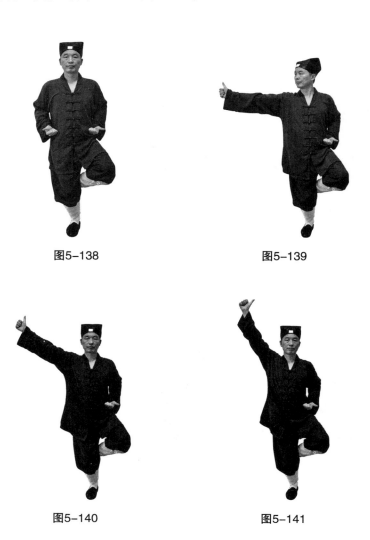

图5-138

图5-139

图5-140

图5-141

⑤接上动不停。保持右臂直举，右手成水行指诀不变，右腕部向内屈，使右手拇指尖指向左下方，与左手拇指尖相对。（图5-142）

⑥保持动作不变，停止3～9秒。

⑦接上动不停。左手成水行指诀置于左腰旁不动，右手从头顶向左由上向下划弧放下；身体其他部位保持不变。（图5-143～图5-145）

如此重复做3次、6次或9次。

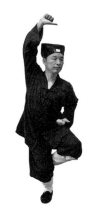

图5-142

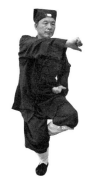

图5-143

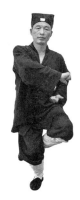

图5-144

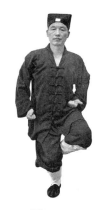

图5-145

（2）按掌平气

①接上动不停。"扣腿（委中）桩"势不变，两手变掌置于身体两侧，右腿自然站立，身体相对放松，头顶上悬，下颌微收，舌尖轻搭于上腭，背有上拔之意，目光平视。（图5-146）

②保持"扣腿（委中）桩"势不变，用鼻子吸气，两臂自体侧慢慢上抬，两掌心向上慢慢合于头顶上方，两掌心相对，至此气吸满。（图5-147）

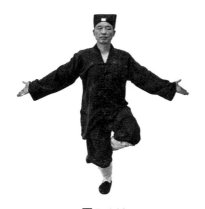

图5-146

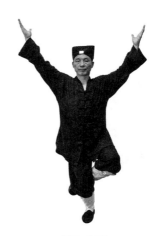

图5-147

③接上动不停。保持两掌心相对，左腿放松向身体左侧轻轻下落，身体重心左移至两腿之间。（图5-148、图5-149）

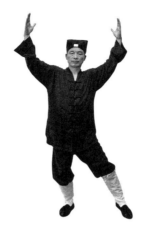

图5-148

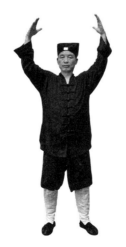

图5-149

④接上动不停。用鼻子呼气；同时，两掌翻掌下按，掌心向下，两掌慢慢下落至腹前，呼气结束。（图5-150、图5-151）

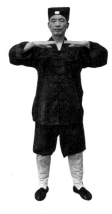

图5-150

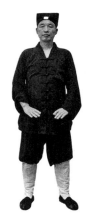

图5-151

⑤接上动不停。两脚开立不变，两掌自然放于身体两侧。（图5-152）

如此可做1次，也可以根据身体情况重复3次。

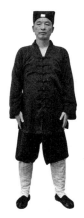

图5-152

（3）左势

①接上式动作。两臂屈肘后拉，两掌放于两腰侧；身体其他部位保持不变。（图5-153）

②接上动不停。保持两掌置于腰侧不动；重心左移至左腿，右腿提起，右脚背扣于左腿腘窝处，成"扣腿（委中）桩"势；身体其他部位保持不变。（图5-154）

③接上动不停。两掌变水行指诀，放于两腰侧；身体其他部位保持不变。（图5-155）

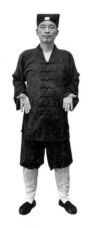

图5-153

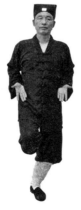

图5-154

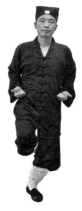

图5-155

④接上动不停。右手成水行指诀置于右腰侧不动，左手成水行指诀随左手臂向左侧继续由下向上、向头顶伸直；身体其他部位保持不变。（图5-156~图5-158）

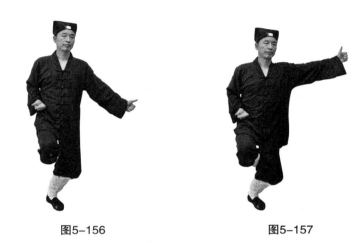

图5-156　　　　　　　　　　　　　图5-157

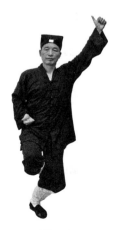

图5-158

⑤接上动不停。保持左臂直举，左手成水行指诀不变，同时左腕部向内屈，使左手拇指尖指向右下方，与右手拇指尖相对。（图5-159）

⑥保持⑤的动作，停止3～9秒。

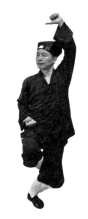

图5-159

⑦接上动不停。右手成水行指诀置于右腰侧不动，左手成水行指诀从头顶向右侧由上而下划弧放下；身体其他部位保持不变。（图5-160～图5-162）

如此重复做3次、6次或9次。

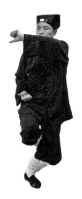

图5-160

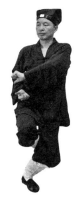

图5-161

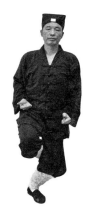

图5-162

（4）按掌平气

①接上式动作。右腿放松向身体右侧轻轻落下，两脚与肩同宽或稍宽，身体重心右移至两腿之间；左右手成水行指诀置于两腰侧不动；自然站立。（图5-163）

②接上动不停。两掌自然放于身体两侧；接着用鼻子吸气，两臂自体侧慢慢上抬，两掌心向上慢慢合于头顶上方，两掌心相对，至此气吸满。（图5-164、图5-165）

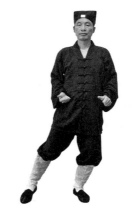

图5-163

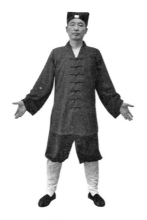

图5-164

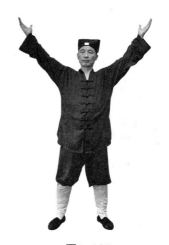

图5-165

③接上动不停。用鼻子呼气；同时，两掌翻掌下按，掌心向下，两掌慢慢下落至腹前，呼气结束。（图5-166～图5-168）

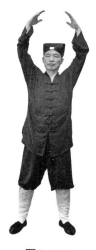

图5-166

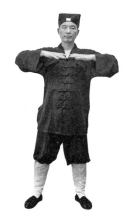

图5-167

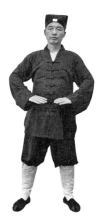

图5-168

④接上动不停。两脚开立不变，两掌自然放于身体两侧。（图5-169）

如此可做1次，也可以根据身体情况重复3次。

（5）抱圆守一

①动作同本节2.功前运化（捧气贯顶）中（1）抱圆守一。（图略）

②自然站立，全身放松，心平气和，目光内敛，

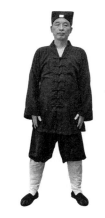

图5-169

手抱阴阳子午诀于小腹前；自然呼吸，意存下丹田入静片刻，或以30秒为度。（图5-170、图5-171）

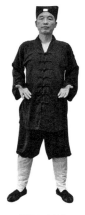

图5-170

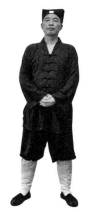

图5-171

③接上动不停。两手变掌置于体两侧，自然站立，全身放松，头顶上悬，下颌微收，舌尖轻搭于上腭，背有上拔之意，使闾尾中正，肛微提，腹微收，目光平视。（图5-172）

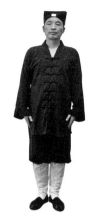

图5-172

【吐纳方法】

同前双步五行桩功撑筋练法中的3.并步坎桩肾（水）功。

【练习提示】

同前双步五行桩功撑筋练法中的3.并步坎桩肾（水）功。

【易犯错误】

同前双步五行桩功撑筋练法中的3.并步坎桩肾（水）功。

【纠正方法】

同前双步五行桩功撑筋练法中的3.并步坎桩肾（水）功。

【养生功效】

同前双步五行桩功撑筋练法中的3.并步坎桩肾（水）功。

4.悬腿离桩心（火）功

（1）按掌平气

【动作图解】

动作同第一节　双步五行桩功中3.并步坎桩肾（水）功的（2）按掌平气。（图略）

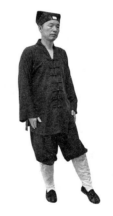

（2）左势

①接上式动作。全身放松，身体左转，重心后移至右腿，双手臂不动。（图5-173）

图5-173

②接上动不停。身体重心保持在右腿，右腿自然微屈，左腿自然伸直，左脚尖保持内扣，同时离地悬起；左手臂向左后贴腰部向右臀部方向穿，臂、背贴紧，右手臂由右向左随身体左转而向左方旋臂裹肘。（图5-174、图5-175）

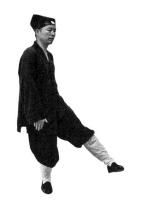

图5-174

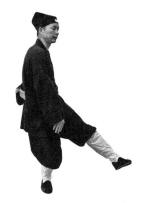

图5-175

③接上动不停。移动右手心（劳宫穴）对着口鼻部位（人中穴），肘尖对着心口部位（膻中穴），左手背置于后腰部位（命门穴）。（图5-176）

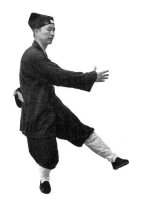

图5-176

153

④保持③的动作，全身拧裹如被捆绑，形成麻花之力，静守3～9秒。（图5-177）

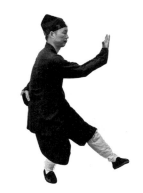

图5-177

⑤接上动不停。放松手臂，身体向右转正，左脚落地，重心平移至两腿之间，双臂自然向身体两侧伸直。（图5-178～图5-180）

如此重复做3次、6次或9次。

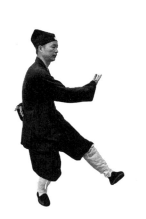

图5-178

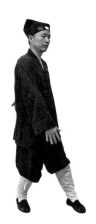

图5-179

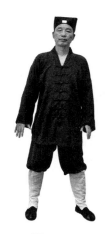

图5-180

（3）按掌平气

动作同本节4.中（1）的接掌平气。（图略）

如此可做1次，也可以根据身体情况重复3次。

（4）右势

脚步调整，保持右脚悬提，肢体动作与左势相同，唯方向相反。（图5-181～图5-186）

如此重复做3次、6次或9次。

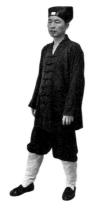

图5-181

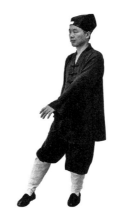

图5-182

155

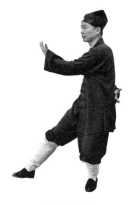

图5-183

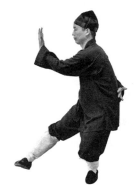

图5-184

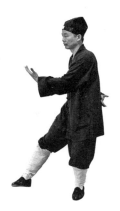

图5-185

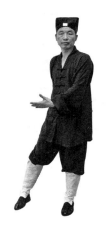

图5-186

（5）按掌平气

动作同本节4中（1）的按掌平气。（图略）

如此可做1次，也可以根据身体情况重复3次。

（6）抱圆守一

①动作同本节3.扣腿坎桩肾（水）功（5）的抱圆守一。（图略）

②自然站立，全身放松，心平气和，目光内敛，手抱阴阳子午诀于小腹前，自然呼吸，意存下丹田入静片刻，或以30秒为度。

【吐纳方法】

同双步五行桩功撑筋练法中4.三七步离心（火）功。

【练习提示】

同双步五行桩功撑筋练法中4.三七步离心（火）功。

【易犯错误】

同双步五行桩功撑筋练法中4.三七步离心（火）功。

【纠正方法】

同双步五行桩功撑筋练法中4.三七步离心（火）功。

【养生功效】

同双步五行桩功撑筋练法中4.三七步离心（火）功。

5. 踩足中桩脾（土）功

（1）按掌平气

【动作图解】

动作同本节4.悬腿离桩心（火）功（1）按掌平气。（图略）

（2）左踩足

①接上式动作。上体姿势不变，身体重心移至右腿，左脚尖绷直，轻点在右脚背上。（图5-187、图5-188）

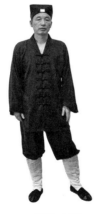
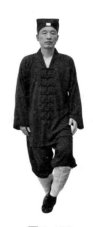

图5-187　　　　　　　　　图5-188

②接上动不停。腿部姿势不变，双掌同时外旋，两臂屈肘后拉至两腰间，两掌心斜向上方。（图5-189）

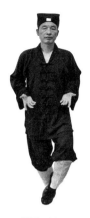

图5-189

③接上动不停。两肘外撑，两臂向两侧伸直，然后拧臂转腕，两掌向两侧平举，两掌心向下，两臂高与肩平，两臂继续外旋，同时直臂由侧平举向正前方相合，然后屈臂内收，两掌心相对。（图5-190）

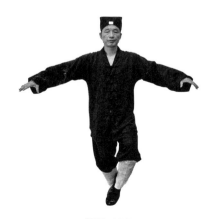

图5-190

④接上式动作，姿势不变，两臂环抱向内合。（图5－191）。

⑤接上动不停。屈臂，两掌心逐渐转向心窝（上脘穴）方向。（图5－192）

⑥接上动不停。继续屈臂，两掌相接触，掌心轻按于上腹部（中脘穴、下脘穴）方向。（图5－193）

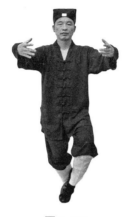

图5－191

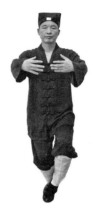

图5－192

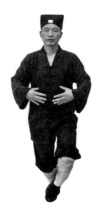

图5－193

⑦接上动不停。身体重心左移，左脚向左侧平移落地，重心位于两腿之间，两掌自然向体侧放下。（图5-194、图5-195）

如此重复做3次、6次或9次。

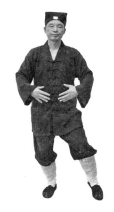

图5-194

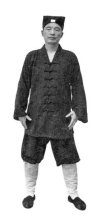

图5-195

（3）按掌平气

①接上动不停。放松手臂，身体中正，双臂自然向身体两侧伸直。（图5-196）

②其他动作同本节4.悬腿离桩心（火）功（1）按掌平气。（图略）

如此可做1次，也可以根据身体情况重复3次。

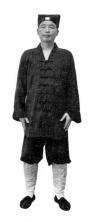

图5-196

161

（4）右踩足

动作同左踩足，唯左右腿重心互换。（图5-197~图5-205）

如此重复做3次、6次或9次。

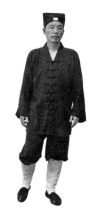

图5-197

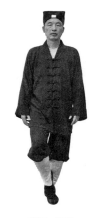

图5-198

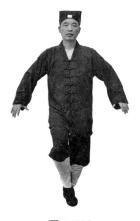

图5-199

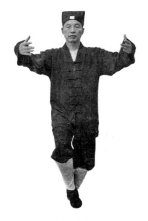

图5-200

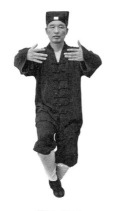

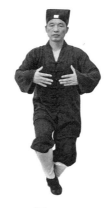

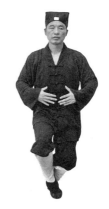

图5-201　　　　　　图5-202　　　　　　图5-203

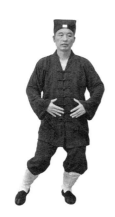

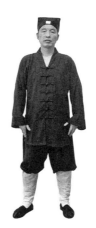

图5-204　　　　　　　　图5-205

（5）按掌平气

动作同本节4.悬腿离桩心（火）功（1）按掌平气。（图略）

如此可做1次，也可以根据身体情况重复3次。

（6）抱圆守一

①动作同3.扣腿坎桩肾（水）功（5）抱圆守一。（图略）

②自然站立，全身放松，心平气和，目光内敛，手抱阴阳子午诀于小腹前，自然呼吸，意存下丹田入静片刻，或以30秒为度。

【吐纳方法】

同双步五行桩功撑筋练法中5.五五步中桩脾（土）功。

【练习提示】

同双步五行桩功撑筋练法中5.五五步中桩脾（土）功。

【易犯错误】

同双步五行桩功撑筋练法中5.五五步中桩脾（土）功。

【纠正方法】

同双步五行桩功撑筋练法中5.五五步中桩脾（土）功。

【养生功效】

同双步五行桩功撑筋练法中5.五五步中桩脾（土）功。

6. 凤尾震桩肝（木）功

（1）按掌平气

【动作图解】

动作同本节4.悬腿离桩心（火）功（1）按掌平气。（图略）

（2）右势

①接上式动作。身体右转，右掌外旋，掌心向上，左掌自然放于左侧，两腿自然站立。（图5-206）

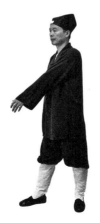

图5-206

②接上动不停。左掌由左侧由下向上、向右侧旋伸，掌心向上；右掌不变，置于右腰侧。（图5-207）

③接上动不停。身体重心后移至左腿；左掌翻转，掌心向下，右掌在身体重心后移的同时向右侧上方穿掌。（图5-208）

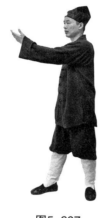

图5-207

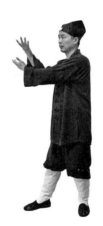

图5-208

④接上动不停。两掌动作不变，身体重心前移至左腿（图5-209）；然后，右掌向右上方穿掌，掌心斜向上（图5-210）；身体重心继续前移，左腿支撑，右腿伸直，右脚尖

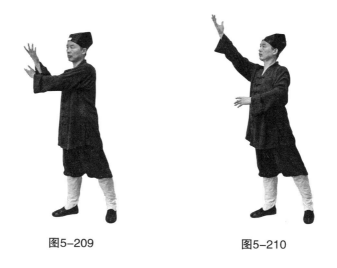

图5-209　　　　　　　　　图5-210

悬空；右掌在向上穿伸的同时旋臂转掌，掌心向右侧前方，
食指上翘，左掌下按至左腰侧，食指上翘。（图5-211）

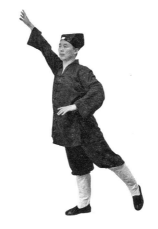

图5-211

⑤接上动不停。保持姿势不变，头由右向左后方平转，目光远眺，眼睛睁大。（图5-212、图5-213）

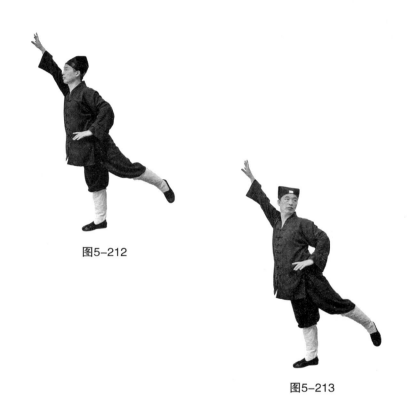

图5-212

图5-213

⑥接上动不停。重心稍微后移，左脚前掌落地；身体放松，右臂外旋，右掌掌心转向斜上方，左臂随身体右转自然上提，掌心保持向下；头向左转，眼睛微闭。（图5-214、图5-215）

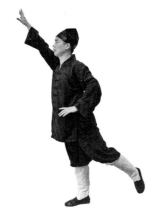

图5-214

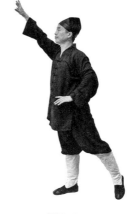

图5-215

⑦接上动不停。重心继续后移，左脚全掌落地；身体自然放松，右臂屈收于右胸前，掌心保持向斜上方，左臂随身体重心变化继续自然上提，掌心仍然保持向下，眼睛微闭。（图5-216、图5-217）

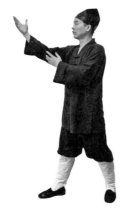

图5-216

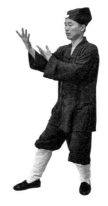

图5-217

如此重复做3次、6次或9次。

⑧接上动不停。身体左转，两掌自然收于胸前；重心位于两腿之间，眼睛微闭（图5-218）；然后，两臂放松，两掌由胸前向身体两侧自然放下，眼睛保持微闭。（图5-219）

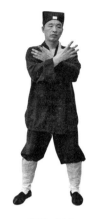

图5-218

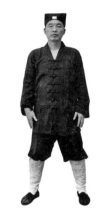

图5-219

（3）按掌平气

①接上动不停。放松手臂，身体中正，双臂自然向身体两侧伸直。（图5-220）

②其他动作同本节4.悬腿离桩心（火）功（1）按掌平气。（图略）

如此可做1次，也可以根据身体情况重复3次。

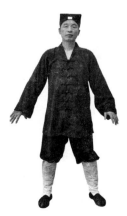

图5-220

（4）左势

脚步不变，肢体动作与右势相同，唯方向相反。（图5-221～图5-234）

如此重复做3次、6次或9次。

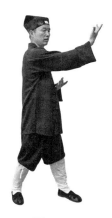

图5-221

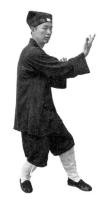

图5-222

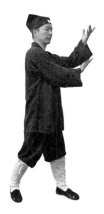

图5-223

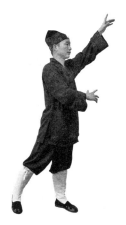

图5-224

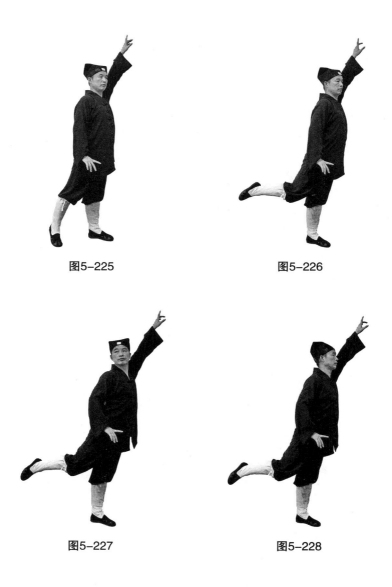

图5-225

图5-226

图5-227

图5-228

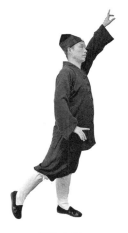

图5-229

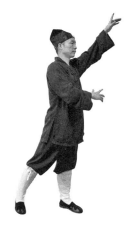

图5-230

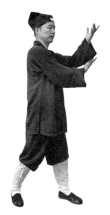

图5-231

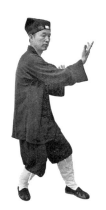

图5-232

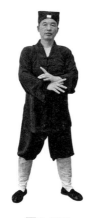

图5-233

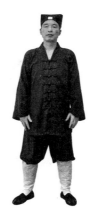

图5-234

（5）按掌平气

①接上动不停。放松手臂，身体中正，双臂自然向身体两侧伸直。（图5-235）

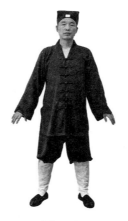

图5-235

②其他动作同本节4.悬腿离桩心（火）功（1）按掌平气。（图略）

如此可做1次，也可以根据身体情况重复3次。

（6）抱圆守一

①动作同本节3.扣腿坎桩肾（水）功（5）抱圆守一。（图略）

②自然站立，全身放松，心平气和，目光内敛，手抱阴阳子午诀于小腹前，自然呼吸，意存下丹田入静片刻，或以30秒为度。

【吐纳方法】

同双步五行桩功撑筋练法中6.二八步震桩肝（木）功。

【练习提示】

同双步五行桩功撑筋练法中6.二八步震桩肝（木）功。

【易犯错误】

同双步五行桩功撑筋练法中6.二八步震桩肝（木）功。

【纠正方法】

同双步五行桩功撑筋练法中6.二八步震桩肝（木）功。

【养生功效】

同双步五行桩功撑筋练法中6.二八步震桩肝（木）功。

7.单盘兑桩肺（金）功

（1）按掌平气

【动作图解】

动作同本节4.悬腿离桩心（火）功（1）按掌平气。
（图略）

（2）右腿独立桩

①接上式动作。双掌在两腰前同时外旋，两掌心斜向上方；然后，两掌由腹前同时向胸前方穿掌。（图5-236、图5-237）

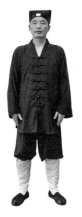

图5-236

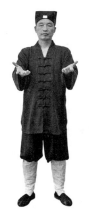

图5-237

②接上动不停。两臂外旋翻掌，两臂向两侧分开伸直，然后两臂掌继续向体后分开，继而拧臂转腕，两掌心向前，放于两腰侧，两臂屈，两腋松空，如夹球状，两肩松沉。（图5-238～图5-240）

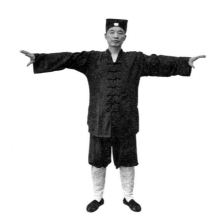

图5-238

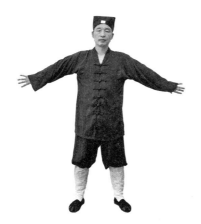

图5-239

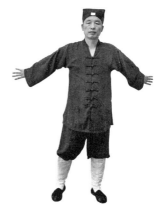

图5-240

177

③接上动不停。两臂继续外旋，两腋夹紧，背部撑圆，无名指上翘；同时，左腿提起，屈小腿，左脚尖绷直，盘放于右腿膝关节上方；然后，两臂沉肩坠肘，两掌用力向身体正前方推出；同时，涵胸收腹，身体微下蹲。（图5-241～图5-243）

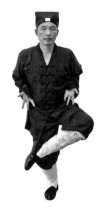

图5-241

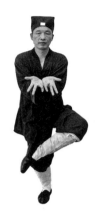

图5-242

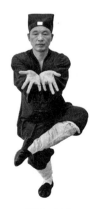

图5-243

④接上动不停。保持单腿独立姿势不变；两手以无名指领劲，两掌向内屈腕。（图5-244）

⑤接上动不停。两掌内旋并向内翻转随后向身体两侧抬起，直至掌心向下。（图5-245）

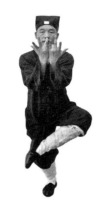

图5-244

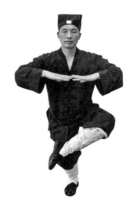

图5-245

⑥接上动不停。两臂继续外旋，两腋夹紧，背部撑圆，无名指上翘；同时，左腿提起，屈小腿，左脚尖绷直，盘放于右腿膝关节上方；然后，沉肩坠肘，两掌用力向身体正前方推出；同时，涵胸收腹，身体微下蹲。（图5-246～图5-248）

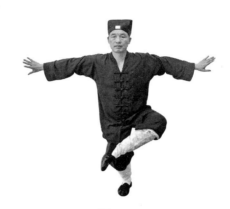

图5-246

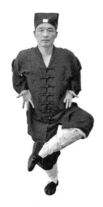

图5-247

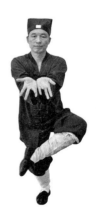

图5-248

⑦接上动不停。保持单腿独立姿势不变；两手以无名指领劲，两掌向内屈腕；然后，两掌内旋并向内翻转随后向身体两侧抬起，直至掌心向下。（图5-249）

⑧接上动不停。两肩下沉，两肘下坠，两掌自胸前下按至小腹前，然后两掌放松，自然回落于身体两侧。（图5-250）

如此重复做3次、6次或9次。

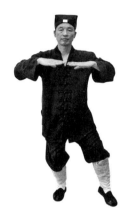

图5-249

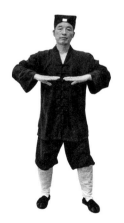

图5-250

（3）按掌平气

①接上动不停。放松手臂，身体中正，双臂自然向身体两侧伸直。（图5-251～图5-253）

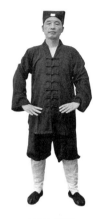

图5-251

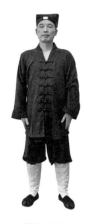

图5-252

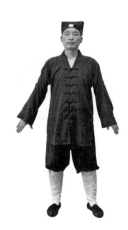

图5-253

②其他动作同本节4.悬腿离桩心（火）功（1）按掌平气。（图略）

如此可做1次，也可以根据身体情况重复3次。

（4）左腿独立桩

动作同"右腿独立桩"，唯左右腿互换。（图5-254～图5-275）

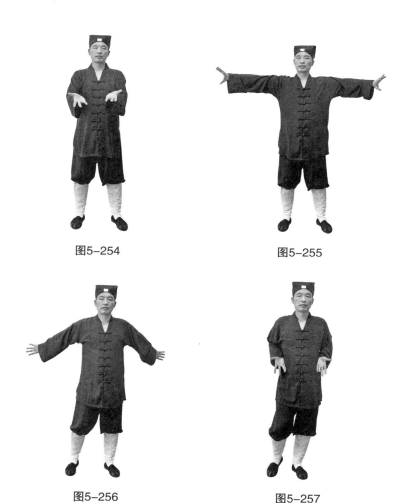

图5-254

图5-255

图5-256

图5-257

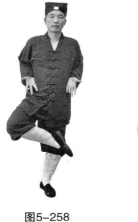

图5-258

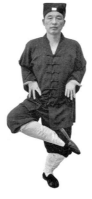

图5-259

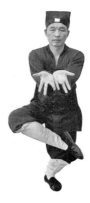

图5-260

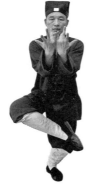

图5-261

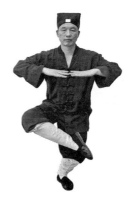

图5-262

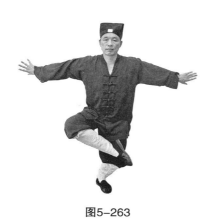

图5-263

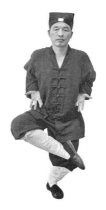

图5-264

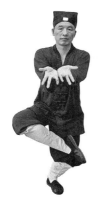

图5-265

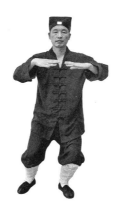

图5-266

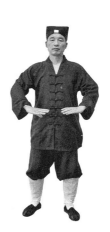

图5-267

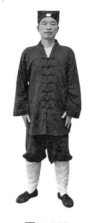

图5-268

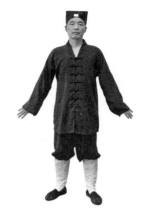

图5-269

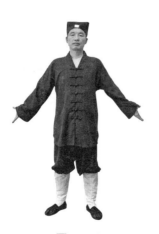

图5-270

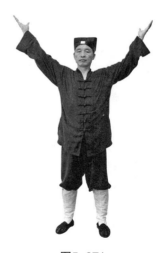

图5-271

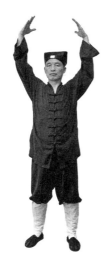

图5-272

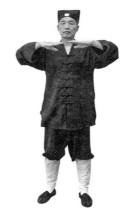

图5-273

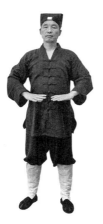

图5-274

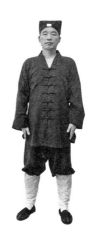

图5-275

（5）抱圆守一

①动作同本节3.扣腿坎桩肾（水）功（5）抱圆守一。
（图略）

②自然站立，全身放松，心平气和，目光内敛，手抱阴阳子午诀于小腹前，自然呼吸，意存下丹田入静片刻，或以30秒为度。

【吐纳方法】

同双步五行桩功撑筋练法中7.双弹步兑桩肺（金）功。

【练习提示】

同双步五行桩功撑筋练法中7.双弹步兑桩肺（金）功。

【易犯错误】

同双步五行桩功撑筋练法中7.双弹步兑桩肺（金）功。

【纠正方法】

同双步五行桩功撑筋练法中7.双弹步兑桩肺（金）功。

【养生功效】

同双步五行桩功撑筋练法中7.双弹步兑桩肺（金）功。

特别提示：如果连续练习"第二节　独步五行桩功行气练法"，以下内容可不练习。如果练至此收功，可继续练习以下内容。

8. 功毕整理（金盆浴身）

【动作图解】

①接上式动作。左脚自然向左侧横开半步，两脚距离与肩同宽或稍宽；两臂自体侧慢慢上抬，两掌心向上慢慢合于头顶上方，两掌心遥遥相对，用鼻子吸气，至此气吸满。（图5-276～图5-278）

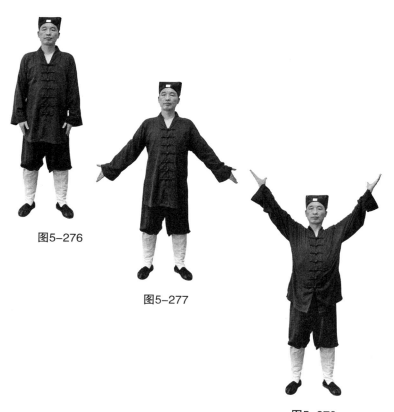

图5-276

图5-277

图5-278

②接上动不停。用鼻子呼气；同时，两掌翻掌下按，掌心向下；两掌慢慢下落至腹前，呼气结束。（图5-279~图5-282）

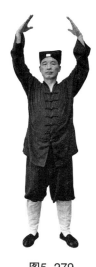

图5-279

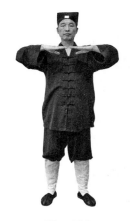

图5-280

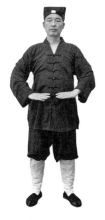

图5-281

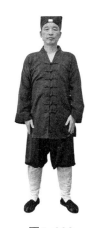

图5-282

③接上动不停。双脚不动；自然开站，两掌自然放于身体两侧。（图5-283）

如此重复3次。

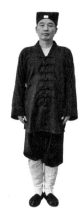

图5-283

9. 行功礼节（收功）

【动作图解】

同第一节 双步五行桩功（一）双步五行桩功撑筋练法中的9.行功礼节（收功）。（图略）

（二）独步五行桩功行气练法

特别提示：

①如果接续"（一）独步五行桩功撑筋练法"，以下"功前运化（捧气贯顶）"内容可不练习。仅做"行功礼

节（起功）"用"功中调息（按掌平气）"代替"功前运化
（捧气贯顶）"。

②如果单独练习"（二）独步五行桩功行气练法"，以
下"行功礼节（起功）""功前运化（捧气贯顶）"内容则
作为功法整体构成练习。

1. 行功礼节（起功）

【动作图解】

与"（一）独步五行桩功撑筋练法"中"1.行功礼节
（起功）"动作及呼吸方法相同。（图略）

2. 功中调息（按掌平气）

【动作图解】

与"第四章　基本技术构成中第三节　行功整理二、
功中调息（按掌平气）"动作图解相同，但呼吸吐纳方法不
同。（图略）

【行气诀】

练功中调息（按掌平气）行气诀时，配合肢体动作，鼻
吸口呼，发"嘻"字声的口型吐气。

【行气方法】

①当两掌从身体两侧由下向上、向头顶托起时，由鼻孔
吸气。

②当两掌从头顶向身体前面由上而下下按时，由口呼

气，发"嘻"音伴随吐气。

【养生功效】

"嘻"字行气理三焦。嘻，读（xī）。对由三焦不畅通而引起的眩晕、耳鸣、喉痛、胸腹胀闷、小便不利等疾患的康复有一定的辅助作用。

3.扣腿坎桩肾（水）功

【动作图解】

与"（一）独步五行桩功撑筋练法"中"3.扣腿坎桩肾（水）功"动作相同。（图略）

【行气诀】

练习"扣腿坎桩肾（水）功"时，配合肢体动作，鼻吸口呼，发"吹"字声的口型吐气。

4.悬腿离桩心（火）功

【动作图解】

与"（一）独步五行桩功撑筋练法"中"4.悬腿离桩心（火）功"动作相同。（图略）

【行气诀】

练习"悬腿离桩心（火）功"时，配合肢体动作，鼻吸口呼，发"呵"字声的口型吐气。

5. 踩足中桩脾（土）功

【动作图解】

与上述"（一）独步五行桩功撑筋练法"中 "5.踩足中桩脾（土）功"动作相同。（图略）

【行气诀】

练习"踩足中桩脾（土）功"时，配合肢体动作，鼻吸口呼，发"呼"字声的口型吐气。

6. 凤尾震桩肝（木）功

【动作图解】

与上述"（一）独步五行桩功撑筋练法"中 "6.凤尾震桩肝（木）功"动作相同。（图略）

【行气诀】

练习"凤尾震桩肝（木）功"时，配合肢体动作，鼻吸口呼，发"嘘"字声的口型吐气。

7. 双弹步兑桩肺（金）功

【动作图解】

与"（一）独步五行桩功撑筋练法"中 "7.单盘兑桩肺（金）功"动作相同。（图略）

【行气诀】

练习"单盘兑桩肺（金）功"时，配合肢体动作，鼻吸口呼，发"呵"字声的口型吐气。

（三）独步五行桩功导引练法

特别提示：

①如果接"（二）独步五行桩功行气练法"连续练习，重复做"行功礼节（起功）""功中调息（按掌平气）"即可。

②如果单独练习"（三）独步五行桩功导引练法"，以下"行功礼节（起功）""功前运化（捧气贯顶）"内容则作为功法整体构成练习。

1.行功礼节（起功）

【动作图解】

与"（一）独步五行桩功撑筋练法"中 "1.行功礼节（起功）"动作及呼吸方法相同。（图略）

2.功中调息（按掌平气）

【动作图解】

与"第四章　基本技术构成中第三节　行功整理二、功中调息（按掌平气）" 动作图解相同，保持自然呼吸。（图略）

【导引诀】

练功中调息（按掌平气）导引时，全身放松，配合肢体动作，以意引气，行周天功。

3. 扣腿坎桩肾（水）功

【动作图解】

与"（一）双步五行桩功撑筋练法"中 "3.扣腿坎桩肾（水）功"动作相同。（图略）

【导引诀】

练习"扣腿坎桩肾（水）功"时，配合肢体动作，鼻吸鼻呼，慢、长、细、匀。

4. 悬腿离桩心（火）功

【动作图解】

与"（一）独步五行桩功撑筋练法"中 "4.悬腿离桩心（火）功"动作相同。（图略）

【导引诀】

练习"悬腿离桩心（火）功"时，配合肢体动作，鼻吸鼻呼，慢、长、细、匀。

5. 踩足中桩脾（土）功

【动作图解】

与"（一）独步五行桩功撑筋练法"中 "5.踩足中桩脾（土）功"动作相同。（图略）

【导引诀】

练习"踩足中桩脾（土）功"时，配合肢体动作，鼻吸鼻呼，慢、长、细、匀。

6.凤尾震桩肝（木）功

【动作图解】

与"（一）独步五行桩功撑筋练法"中"6.凤尾震桩肝（木）功"动作相同。（图略）

【导引诀】

练习"凤尾震桩肝（木）功"时，配合肢体动作，鼻吸鼻呼，慢、长、细、匀。

7.单盘兑桩肺（金）功

【动作图解】

与"（一）独步五行桩功撑筋练法"中"7.单盘兑桩肺（金）功"动作相同。（图略）

【导引诀】

练习"单盘兑桩肺（金）功"时，配合肢体动作，鼻吸鼻呼，慢、长、细、匀。

第三节　行步五行桩功图解

行步五行桩功，也称"动步五行桩功"或"活步五行桩功"。属于武当道门五行养生桩的高级功法。相对于初学者来说，学习难度有所增大。但是，前述的定步桩功，配合行步桩功，从养生的作用来看，能够起到事半功倍的效果。同样，它也符合养生功动静相间、虚实互补的养生原则。习练者应当对行步桩功引起足够的重视。既不能因噎废食，也不能厚此薄彼。

当然，初习练者，如果能够进行1～2天的面授学习，按照"熟悉桩步→平地活走桩步→蹚桩活行"三个步骤来学习训练，效果一定会更好，最终能够达到学习训练的高级阶段。

一、 动作名称

1. 行功礼节（起功）
2. 功前运化（捧气贯顶）
3. 行步坎桩肾（水）功
4. 行步离桩心（火）功
5. 行步中桩脾（土）功
6. 行步震桩肝（木）功
7. 行步兑桩肺（金）功
8. 功毕整理（金盆浴身）
9. 行功礼节（收功）

二、动作图解

1. 行功礼节（起功）

【动作图解】
同双步五行桩功撑筋练法中的行动礼节（起功）。

【吐纳方法】

同双步五行桩功撑筋练法中的行动礼节（起功）。

【练习提示】

一般以1次为度，作为功前的引子，对身体、思想、呼吸进行调整，也称"三调"。

2. 功前运化（捧气贯顶）

（1）抱圆守一

【动作图解】

①两脚踏在1号桩位置，自然站立，全身放松，头顶上悬，下颌微收，舌尖轻搭于上腭，背有上拔之意，使间尾中正，肛微提，腹微收，目光平视。（图5-284）

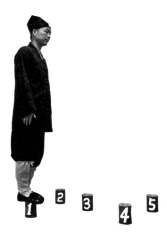

图5-284

②接上动不停。左脚向2号桩位平移，重心位于两腿之间；双手环抱成子午阴阳诀于小腹前（下丹田部位）。（图5-285）

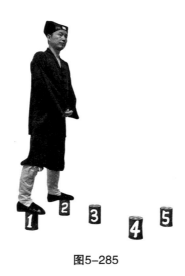

图5-285

③接上动不停。全身放松，心平气和，目光内敛，意存下丹田入静片刻，或以60秒为度。

（2）捧气贯顶

【动作图解】
①两脚分别踏在1、2号桩位上，两腿不动。
②手臂动作，同抱圆守一。（图5-286～图5-288）

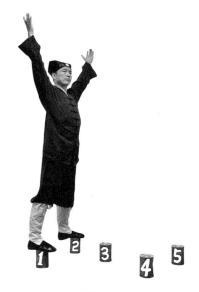

图5-286

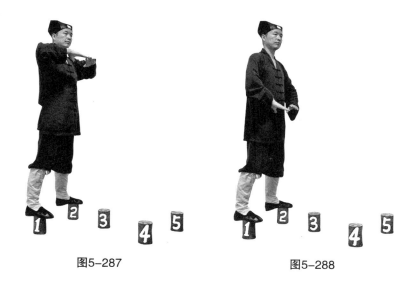

图5-287   图5-288

3. 行步坎桩肾（水）功

【动作图解】

①两脚分别踏在1、2号桩位上，两腿不动，屈肘后拉，两手成水行指诀放于两腰旁；身体其他部位保持不变。（图5-289）

②接上动不停。左手成水行指诀置于左腰旁不动，右手成水行指诀向右、向上、向头顶伸直，然后右腕部向内屈，使右手拇指尖指向左下方，与左拇指尖相对。

③接上动不停。保持上肢姿势不变；同时将左脚向3号桩位迈步。（图5-290）

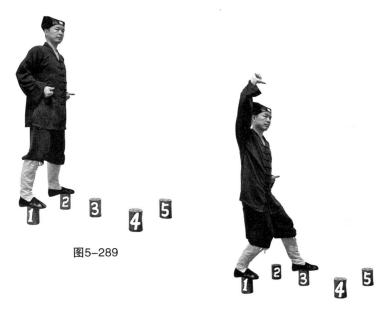

图5-289

图5-290

④接上动不停。保持上肢姿势不变；将右脚向4号桩位迈步。（图5-291）

⑤接上动不停。保持上肢姿势不变；将左脚向5号桩位迈步，同时身体左转。（图5-292）

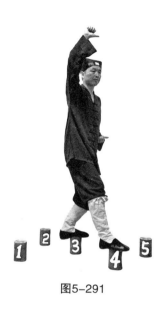

图5-291

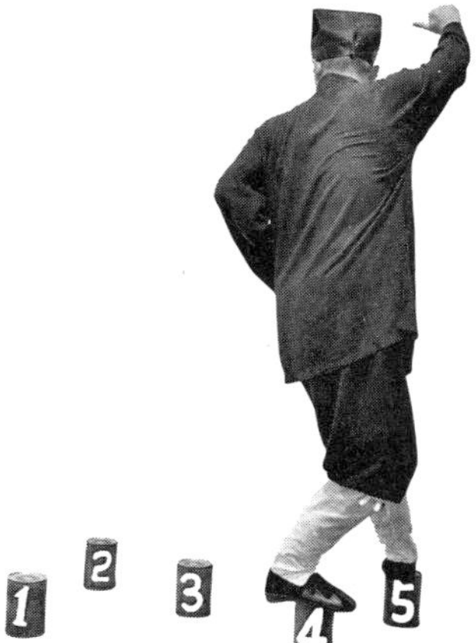

图5-292

⑥接上动不停。保持上肢姿势不变；身体继续左转，扣摆右脚，向3号桩位迈步。（图5-293）

⑦接上动不停。重心前移，右手成水行指诀从头顶向左侧由上向下划弧放下；左手成水行指诀拟从左腰侧伸出。（图5-294）

⑧接上动不停。将右脚向1号桩位迈步；同时右手成水行指诀置于右腰旁不动；左手向左、向上、向头顶伸

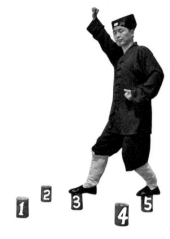

图5-293

直；然后左腕部向内屈，使左手拇指尖指向右下方，与右拇指尖相对。（图5-295）

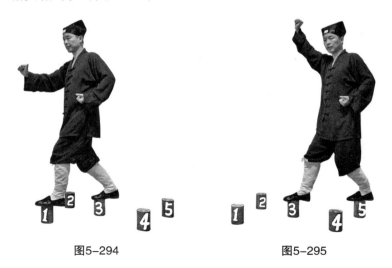

图5-294　　　　　　　　　　　图5-295

⑨接上动不停。保持上肢姿势不变；将右脚向2号桩位迈步，同时身体右转。（图5-296）

⑩保持上肢姿势不变；身体继续右转，扣摆左脚，向3号桩位迈步；然后，重心前移，左手成水行指诀从头顶向左侧由上向下划弧；右手成水行指诀拟从右腰侧伸出。（图5-297）

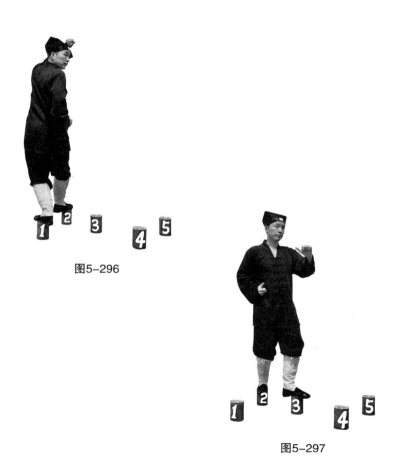

图5-296

图5-297

如此重复行步走桩3次，按照1～5号桩位变换，左、右手成水行指诀随身体的走转而变换。（图5-298～图5-310）

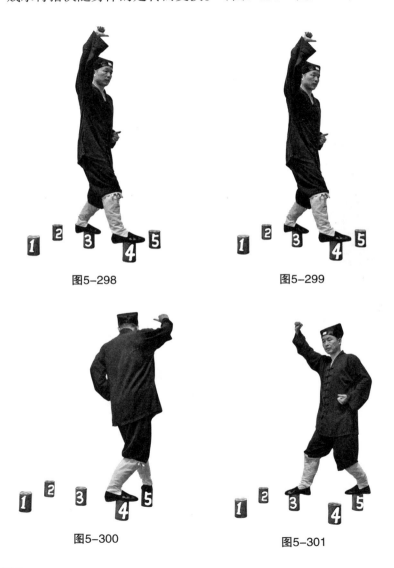

图5-298

图5-299

图5-300

图5-301

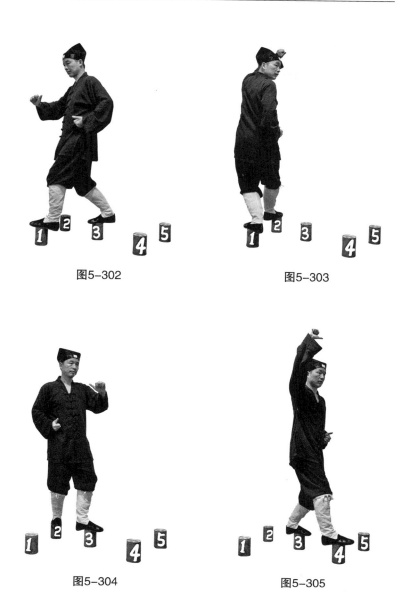

图5-302　　　　　　　　　　　　图5-303

图5-304　　　　　　　　　　　　图5-305

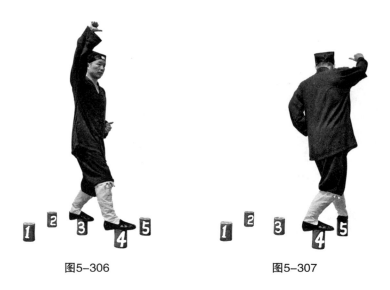

图5-306   图5-307

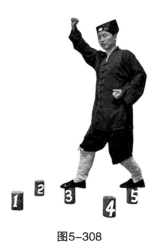

图5-308

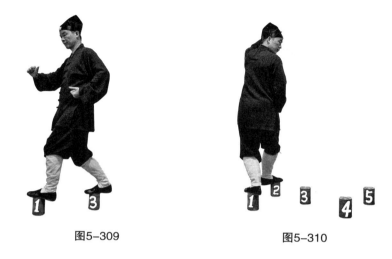

图5-309　　　　　　　　图5-310

【吐纳方法】

自然呼吸。

【练习提示】

①按照桩位标号1～5的顺序走步，行步走转的运动轨迹
形成"∞"字形。

②注意左右手成水行指诀随身体的走转而变换。

【易犯错误】

不习惯按桩位顺序走转，容易东倒西歪。

【纠正方法】

保持两腿微屈，走圈练习两脚的摆、扣动作。

4. 行步离桩心（火）功

【动作图解】

①接上动不停。身体继续右转，扣摆左脚，向3号桩位迈步；同时，左手成火行指诀向左后贴腰部向右臀部方向穿，臂、背贴紧；右手成火行指诀由右向左随转身向左方旋臂裹肘，使右手心（劳宫穴）对着口鼻部位（人中穴），肘尖对着心口部位（膻中穴），左手背置于后腰部位（命门穴）。（图5-311）

②接上动不停。保持上肢姿势不变；同时将右脚向4号桩位迈步。（图5-312）

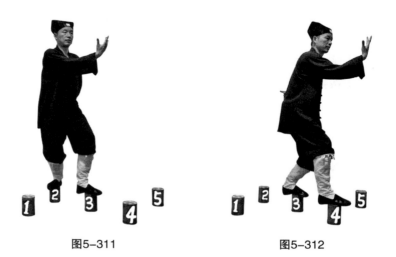

图5-311   图5-312

③接上动不停。保持上
肢姿势不变；重心由左腿移向
右腿，身体平移时上体右转。
（图5-313）

④接上动不停。保持上
肢姿势不变；将左脚向5号桩
位迈步，同时身体左转。（图
5-314）

⑤接上动不停。身体继续
左转，扣摆右脚，向3号桩位
迈步；同时，右手向右后贴腰
部向左臀部方向穿，臂、背贴

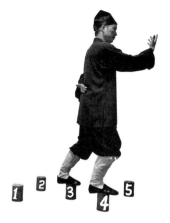

图5-313

紧，左手臂由左向右随右转向右方旋臂裹肘，使左手心（劳
宫穴）对着口鼻部位（人中穴），肘尖对着心口部位（膻中
穴），右手背置于后腰部位（命门穴）。（图5-315）

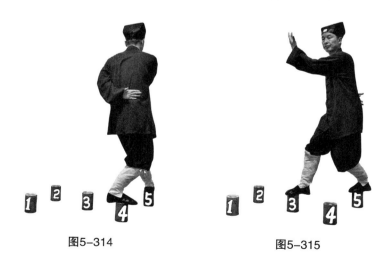

图5-314　　　　　　　　　图5-315

⑥接上动不停。保持上肢姿势不变，左脚向1号桩位迈步。（图5-316）

⑦接上动不停。身体继续右转，摆左脚向2号桩位迈步；同时，重心前移，左手成火行指诀从头顶向右侧由上向下划弧，右手成火行指诀拟从右腰侧伸出。（图5-317）

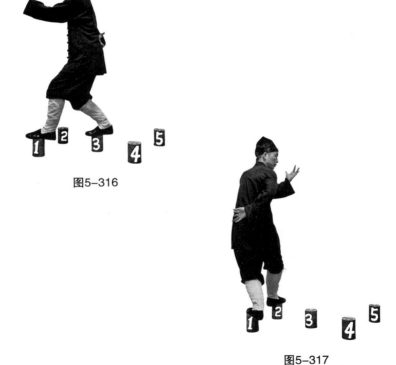

图5-316

图5-317

⑧接上动不停，身体继续右转，扣摆左脚向3号桩位迈步；同时，左手成火行指诀向左后贴腰部向右臀部方向穿，臂、背贴紧，右手成火行指诀由右向左随左转身向左方旋臂裹肘，使右手心（劳宫穴）对着口鼻部位（人中穴），肘尖对着心口部位（膻中穴），左手背置于后腰部位（命门穴）。（图5-318）

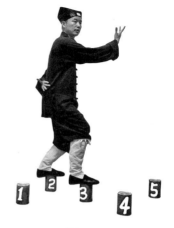

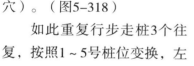

图5-318

如此重复行步走桩3个往复，按照1～5号桩位变换，左右手成火行指诀随身体的走转而变换。（图略）

【吐纳方法】

自然呼吸。

【练习提示】

①按照桩位标号1～5的顺序走步，行步走转的运动轨迹成"∞"字形。

②注意左右手成火行指诀随身体的走转而变换。

【易犯错误】

按桩位顺序走转，不习惯，容易东倒西歪。

【纠正方法】

保持两腿微屈，走圈练习的两脚摆、扣动作。

5. 行步中桩脾（土）功

【动作图解】

①接上动不停。身体继续右转，摆右脚向2号桩位迈步；同时，重心前移，左手成土行指诀从头部向右侧由上向下划弧至左小腹前，掌心向内，右手成土行指诀从左腰侧向下、向右、向前、向右腹部划弧，掌心向内。（图5-319）

②接上动不停。保持上肢姿势不变；身体继续右转，扣摆左脚向3号桩位迈步。（图5-320）

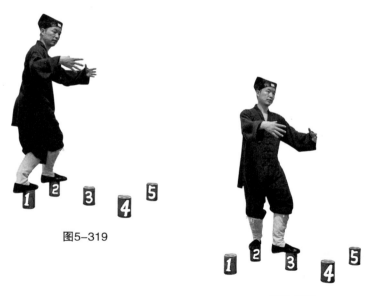

图5-319

图5-320

③接上动不停。保持上肢姿势不变；将右脚向4号桩位迈步，同时身体左转。（图5-321）

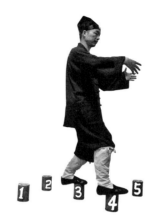

图5-321

④接上动不停。保持上肢姿势不变；将左脚向5号桩位迈步，同时身体左转。（图5-322）

⑤接上动不停。身体继续左转，扣摆右脚向3号桩位迈步；两手臂环抱同时向上腹部（中脘穴）收按。（图5-323）

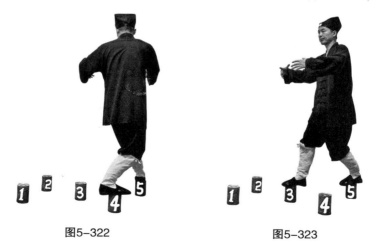

图5-322　　　　　　　　　　图5-323

⑥接上动不停。左脚向1号桩位迈步，身体右转；环抱的两手臂同时向上腹部（中脘穴）外掤开。（图5-324）

⑦接上动不停。身体继续右转，摆左脚向2号桩位迈步；同时，重心前移，左右手成土行指诀随两手臂环抱于上腹部前。（图5-325）

⑧接上动不停。身体继续右转，扣摆左脚向3号桩位迈步；左右手成土行指诀环抱于上腹部前同时向上腹部（中脘穴）收按。（图5-326）

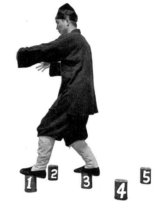

图5-324

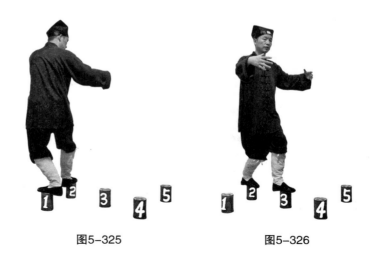

图5-325　　　　　图5-326

如此重复行步走桩3次，按照1～5号桩位变换，左右手成土行指诀随身体的走转而开合收按。（图略）

【吐纳方法】
随着动作开合而自然呼吸。

【练习提示】
①按照桩位标号1～5的顺序走步，行步走转的运动轨迹成"∞"字形。
②注意左右手成土行指诀随手臂开合，配合身体的走转而变换。

【易犯错误】
按桩位顺序走转，不习惯，容易东倒西歪。

【纠正方法】
保持两腿微屈，走圈练习两脚的摆、扣动作。

6.行步震桩肝（木）功

【动作图解】
①接上动不停。身体继续右转，扣摆左脚向3号桩位迈步；然后，重心前移，左手成木行指诀从左上腹前向右上腹

前翻按，左掌心向下；右手
成木行指诀从右上腹前向
前、向头顶上方穿出，右掌
心斜向上。（图5-327）

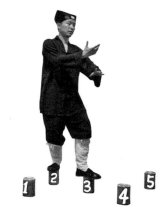

②接上动不停。右脚向
4号桩位迈步；同时，左手
成木行指诀从左上腹前向右
上腹前翻按，左掌心向下置
于左腰侧；右手成木行指
诀向前、向头顶上方穿出，同
时旋转前臂，右掌心斜向前
方。（图5-328）

图5-327

③接上动不停。保持上肢姿势不变；将左脚向5号桩位迈
步；同时身体左转。（图5-329）

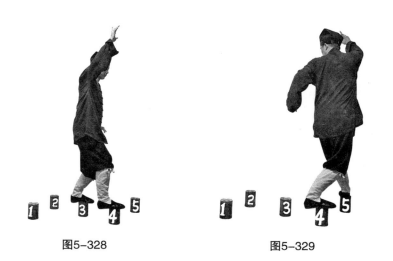

图5-328   图5-329

④接上动不停。扣摆右脚向3号桩位迈步；同时，右手成木行指诀从右上方向左上腹前翻按，右掌心向下，至右腹前，左手成木行指诀向前、向头上方穿出，左掌心斜向上。（图5-330）

⑤接上动不停。左脚向1号桩位迈步；同时，右手成木行指诀从左上腹前向右上腹前翻按，右掌心向下置于左腰侧，左手成木行指诀向前、向头顶上方穿出，同时旋转前臂，左掌心斜向前方。（图5-331）

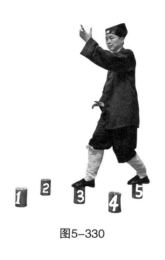

图5-330

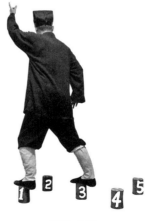

图5-331

⑥接上动不停。身体继续右转，摆右脚向2号桩位迈步；同时，左手成木行指诀向内旋转，左掌心斜向前方；右手成木行指诀向内旋转，右掌心斜向上方置于右腰侧。（图5-332）

⑦接上动不停。身体继续右转，扣摆左脚向3号桩位迈步；然后，重心前移，左手成木行指诀从左上腹前向右上腹前翻按，左掌心向下，右手成木行指诀从右上腹前向前、向头顶上方穿出，右掌心斜向上。（图5-333）

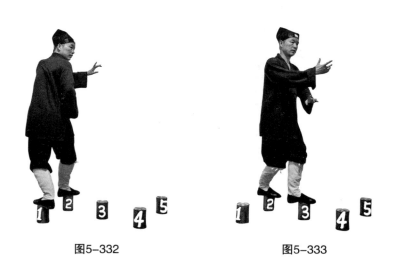

图5-332 图5-333

如此重复行步走桩3个往复，按照1～5号桩位变换，左右手成木行指诀随身体的走转而随两手臂开合收按而变换。（图略）

【吐纳方法】

随着动作开合而自然呼吸。

【练习提示】

①按照桩位标号1～5的顺序走步，行步走转的运动轨迹成"∞"字形。

②注意左右手成木行指诀随手臂开合，配合身体的走转而变换。

【易犯错误】

按桩位顺序走转，不习惯，容易东倒西歪。

【纠正方法】

保持两腿微屈，走圈练习两脚的摆、扣动作。

7.行步兑桩肺（金）功

【动作图解】

①接上动不停。身体继续右转，扣摆左脚向3号桩位迈步；同时，重心前移，左右手成金行指诀向体侧划弧，收至左小腹前，掌心向外，四指向前。（图5-334）

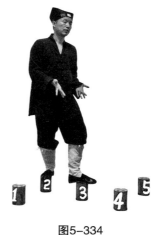

图5-334

221

②接上动不停。左右手成金行指诀向胸腹前推出，掌心向外，四指向前；同时出右脚向4号桩位迈步。（图5-335）

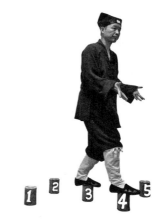

③接上动不停。保持上肢姿势不变；将左脚向5号桩位迈步，同时身体左转。（图5-336）

图5-335

④接上动不停。重心前移；同时，左右手成金行指诀向体侧分开划弧，掌心向外，四指向前。（图5-337）

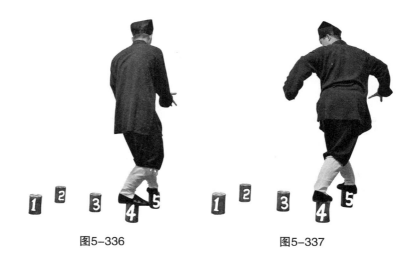

图5-336　　　　　　　　图5-337

⑤接上动不停。扣摆右脚向3号桩位迈步；同时，左右手成金行指诀随两臂外旋收至胸腹前，掌心向外，四指向前。（图5-338）

⑥接上动不停。左右手成金行指诀向胸腹前推出，掌心向外，四指向前；同时，出左脚向1号桩位迈步。（图5-339）

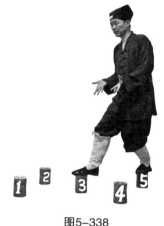

图5-338

⑦接上动不停。将右脚向2号桩位迈步，重心前移；然后左右手成金行指诀向体侧分开划弧，掌心向外，四指向前。（图5-340）

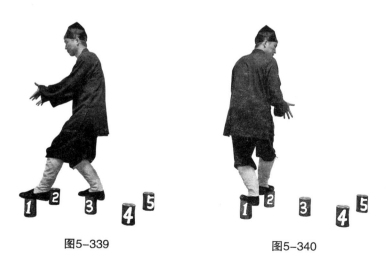

图5-339　　　　　　　　　图5-340

⑧接上动不停。身体继续右转，扣摆左脚向3号桩位迈步；同时，左右手成金行指诀向胸腹前推出，掌心向外，四指向前。（图5-341）

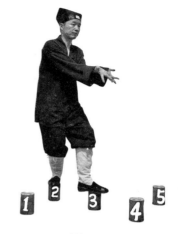

图5-341

如此重复行步走桩3次，按照1~5号桩位变换，左右手成金行指诀随身体的走转，两手臂向身体两侧分开划弧，然后向身体前方推出而变换。（图5-342~图5-350）

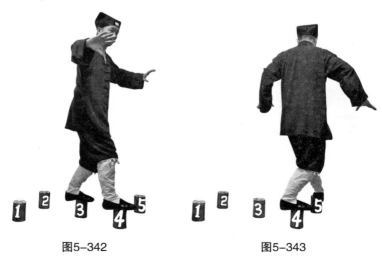

图5-342   图5-343

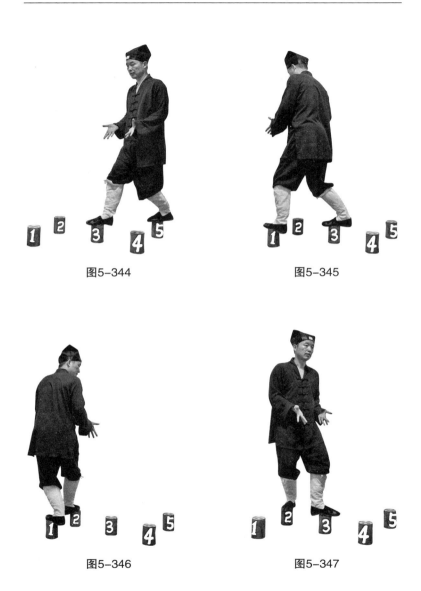

图5-344　　　　　　　　　　图5-345

图5-346　　　　　　　　　　图5-347

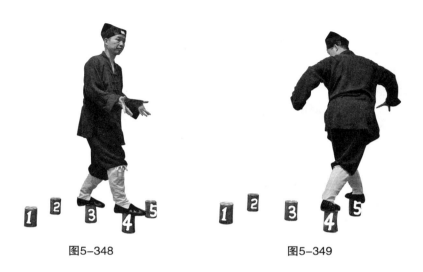

图5-348　　　　　　　　　　　图5-349

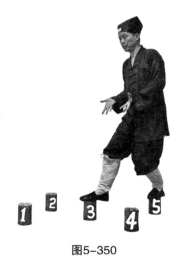

图5-350

当身体走转到图5-350桩位时，左脚踏在5号桩上，右脚踏在3号桩上。

然后，身体右转，扣摆左脚向1号桩位迈步；同时，左右手成金行指诀向体侧分开划弧，掌心向外，四指向前。（图5-351）

接上动不停。身体继续右转，保持上肢姿势不变；将右脚退向2号桩位站立。（图5-352）

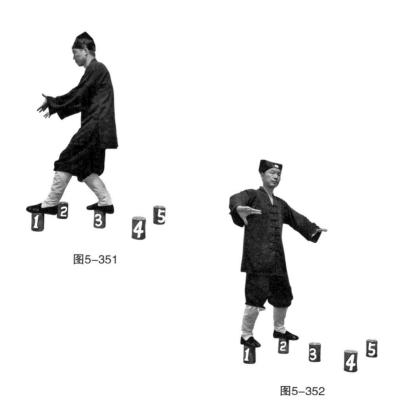

图5-351

图5-352

接上动不停。身体继续
向右转正，两手变掌随两臂
由身体外侧向下、向上，然
后翻掌由胸前下按，掌心向
下。（图5-353）

【吐纳方法】
随着动作开合、两掌翻
转而自然呼吸。

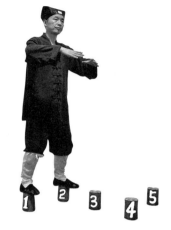

图5-353

【练习提示】
①按照桩位标号1～5的
顺序走步，行步走转的运动轨迹成"∞"字形。
②注意左右手成金行指诀随手臂开合，配合身体的走转
而变换。
③自图5-350动作后，调节收势，注意走错桩位而造成不
能回归初始桩位。

【易犯错误】
按桩位顺序走转，不习惯，容易东倒西歪。

【纠正方法】
保持两腿微屈，走圈练习两脚摆、扣动作。

8. 功毕整理（金盆浴身）

【动作图解】

①接上式动作，两脚分别踏在1、2号桩位；两掌自然下落于两体侧。（图5-354）

②接上动不停。两臂自体侧慢慢上抬，两掌心向上，两掌慢慢合于头顶上方，两掌心遥遥相对，用鼻子吸气，至此气吸满。（图5-355）

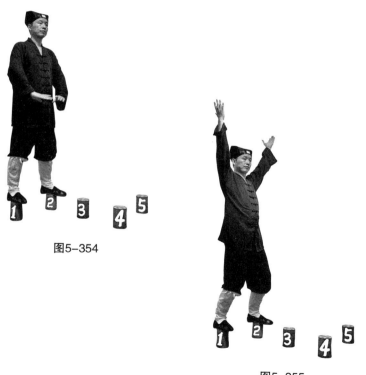

图5-354

图5-355

③接上动不停。用鼻子呼气；同时，两掌翻掌下按，掌心向下，两掌慢慢下落至腹前，呼气结束。（图5-356～图5-358）

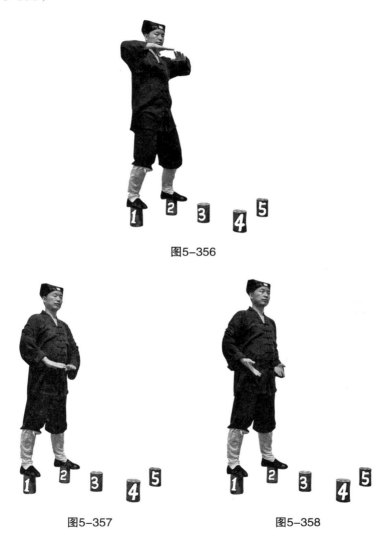

图5-356

图5-357   图5-358

④接上动不停。双手环抱成子午阴阳诀于小腹前（下丹田部位）；全身放松，心平气和，目光内敛，意存下丹田入静片刻，或以60秒为度。（图5-359）

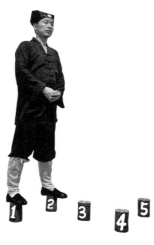

图5-359

9. 行功礼节（收功）

【动作图解】

同"行功礼节（起功）"。（图略）

后　记

　　整理撰写这本《武当道门五行养生桩》一波三折，持续多年，2018年底，终于成稿搁笔，个中滋味，一言难尽。

　　濒临断代的传承，不断引起武当门内外的争议，整理这本书稿显得更有必要。

　　时代的影响，更有"三人不说，六耳不传"陈规，当年百岁道长刘理航对于道传的养生功夫择人而教。传授的标准全在于心。对于钟爱的弟子，或可多教授一些内容；对于普通的学员、学生乃至一般弟子，传授内容或训练要求可以更宽泛、更基础一些。就那个时代而言，无可厚非。相对于今天，老师百年之后，无形中留下了传播或传承中的隐忧。同为武当纯阳门弟子，可能学习的时间不同、内容不同，在技术理解上有差异，甚至对于同一个技术规范、训练方式，也会产生争议。因为标准在老师的心里，学生难以得知，有的还没有留下文字资料。口传心授的结果，动作大致相同，而理驳千层，层层有理。所以，我想说，作为同门弟子，看到这本书稿的整理，允许有不同的观点和看法。但请避开"正宗"与"不正宗"的无谓争论。毕竟十个指头有长短，应当包容差异。

　　社会层面，随着大健康时代的到来，关注养生，寻根问祖的风潮不断地拷问当今社会的传承人。真假难辨的各种教法，背后受着经济利益的驱使，在繁荣市场的同时，其实让世人的选择无所适从，甚至在舆论圈中出现"大师像骗子，骗子像大师"的怪状。

养生功法说到底还是要用数据说话。不管用，无效果，只能是空谈。

我们这套道门养生功法的底气在哪儿？

一是具有丰厚的历史传承。它是一辈辈老道长修行的经验积累，是长寿者智慧的结晶。自本人上溯三代，均为度百年之长者，皆为道门中的丹道高人。

二是刘理航道长身体力行的验证。95岁高龄传授给笔者，笔者进行了相关记录与整理，完全来源于师徒平时训练的点滴。这里有师父的传承，也有徒弟的认知，更多的是实践。

三是笔者练习体悟与训练分享有成果。经过20余年的沉淀，自2008年开始，打破心中禁锢，在不同场合，展示、宣传这套道门养生功法。2010年初步整理完成并在《武当》杂志进行全文登载，受到世界各地学员的好评并请求公开教学或函授教学。在此鼓舞下，笔者开始全面梳理文稿内容，下决心将此道门秘而不宣的养生功法整理好、保留好。为丰富书稿内容，作者先后对北京10多位精英学子、退休干部教授此功法；在北京人社系统等诸多地方开展了公益讲座并进行同步教学。

这些公益活动的开展，很大程度上丰富了笔者对此功法的认知与理解。于是，在本已成稿的基础上，对原稿进行了章节大调整。同时补充了大量信息，可以满足专家、学者对此功法的研究需要。

另外，实践表明，这套功法势简而程序流程多，既能满足大众要求，还能满足训练分层次提升。现在看来，这套功法和盘托出，具有很强的现实意义。

最后想说的是，老祖宗留下的这一非物质文化遗产，虽然笔者有幸在20世纪得以学习，凭心而论，从来不敢独享其成。一直以来，笔者以武当山下的十堰柳林武功院（http://www.wudangquan.net）为依托，不断学习研磨，提高认知。同时在有限的范围内进行试验性教学传播，不断总结经验。通过多年的努力，目前时机已经成熟，完稿以谢众家。

当然，由于笔者水平局限，可能对某些认识或体悟不够精到，还请本门老师、师兄弟提出批评意见；也请其他流派或中医养生大家给予指导建议，以期今后进一步完善和丰富其理论与实际中的缺陷。

2018年12月28日
于武当山纯阳门工作室